针灸按摩取穴速查手册

《针灸按摩取穴速查手册》编委会　**主编**

北京出版集团
北京出版社

图书在版编目（CIP）数据

针灸按摩取穴速查手册 / 《针灸按摩取穴速查手册》编委会主编 . — 北京：北京出版社，2020.8
ISBN 978-7-200-15632-4

Ⅰ. ①针… Ⅱ. ①针… Ⅲ. ①针灸疗法—选穴—手册 ②按摩疗法（中医）—选穴—手册 Ⅳ. ①R224.2-62

中国版本图书馆CIP数据核字（2020）第115704号

针 灸 按 摩 取 穴 速 查 手 册
ZHENJIU ANMO QUXUE SUCHA SHOUCE
《针灸按摩取穴速查手册》编委会　主编

出　版：北京出版集团
　　　　北 京 出 版 社
地　址：北京北三环中路6号
邮　编：100120
网　址：www.bph.com.cn
总发行：北京出版集团
经　销：新华书店
印　刷：雅迪云印（天津）科技有限公司
版　次：2020年8月第1版
印　次：2021年12月第3次印刷
开　本：880毫米×1230毫米　1/48
印　张：6.25
字　数：200千字
书　号：ISBN 978-7-200-15632-4
定　价：39.80元
如有印装质量问题，由本社负责调换
质量监督电话：010-58572393
责任编辑电话：010-58572459

目　录

第一章

腧穴定位法

一、骨度分寸定位法

骨度分寸定位法是一种将人体各部的长度和宽度，以骨节、缝纹或其他标志为依据定出分寸而用于腧穴定位的方法。虽然每个人因为高矮胖瘦不同而骨骼长度各异，但相同部位都可以按照比例折算成一定的等份，每一等份为1寸。骨度分寸定位法最早见于《黄帝内经·灵枢·骨度》。现在临床上常用的骨度折量尺寸以《黄帝内经》规定的人体各部尺寸为基础，经过历代医家的补充和修改，已成为腧穴定位时折量尺寸的基本准则。患者不论男女、老幼、高矮、胖瘦，均可按照这个标准进行折量。

人体各部骨度分寸

部位	起止点	折量寸	应用
头面	前发际正中至后发际正中	12寸	用于确定头部腧穴的纵向距离
	眉间（印堂）至前发际正中	3寸	用于确定前发际及相关头部腧穴的纵向距离
	两额角发际（头维）之间	9寸	用于确定头前部腧穴的横向距离
	耳后两乳突（完骨）之间	9寸	用于确定头后部腧穴的横向距离
胸腹胁肋	胸骨上窝（天突）至胸剑联合中点（歧骨）	9寸	用于确定胸部任脉穴的纵向距离
	胸剑联合中点（歧骨）至脐中	8寸	用于确定上腹部腧穴的纵向距离

续表

部位	起止点	折量寸	应用
胸腹胁肋	脐中至耻骨联合上缘（曲骨）	5寸	用于确定下腹部腧穴的纵向距离
	两肩胛骨喙突内侧缘之间	12寸	用于确定胸部腧穴的横向距离
	两乳头之间	8寸	用于确定胸腹部腧穴的横向距离
背腰	肩胛骨内缘（近脊柱侧点）至后正中线	3寸	用于确定背腰部腧穴的横向距离
上肢	腋前、后纹头至肘横纹（平尺骨鹰嘴）	9寸	用于确定上臂部腧穴的纵向距离
	肘横纹（平尺骨鹰嘴）至腕远端横纹	12寸	用于确定前臂部腧穴的纵向距离
下肢	耻骨联合上缘至髌底	18寸	用于确定大腿部腧穴的纵向距离
	髌底至髌尖	2寸	
	髌尖至内踝尖	15寸	用于确定小腿内侧腧穴的纵向距离
	胫骨内侧髁下方阴陵泉穴至内踝尖	13寸	用于确定小腿内侧腧穴的纵向距离
	股骨大转子至腘横纹（平髌尖）	19寸	用于确定大腿前外侧腧穴的纵向距离
	臀沟至腘横纹	14寸	用于确定大腿后部腧穴的纵向距离
	腘横纹（平髌尖）至外踝尖	16寸	用于确定小腿外侧腧穴的纵向距离
	内踝尖至足底	3寸	用于确定足内侧腧穴的纵向距离

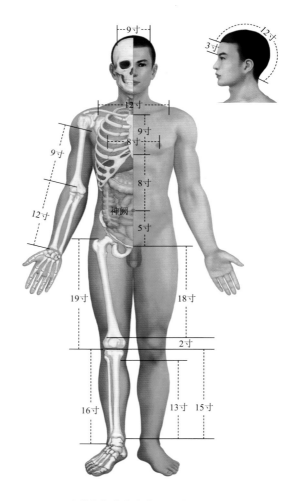

人体各部骨度分寸（正面）

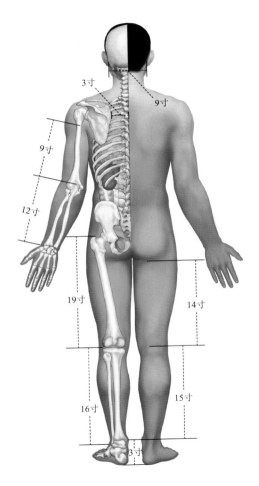

人体各部骨度分寸（背面）

二、体表标志定位法

体表标志定位法是利用人体体表的各种解剖学标志为依据来确定腧穴位置的方法，也叫自然标志定位法。体表解剖标志可以分为固定标志和活动标志两类。

1. 固定标志 所谓"固定标志"，是指不受人体活动影响而固定不移的标志，如五官轮廓、发际、指甲、乳头、肚脐等。这些标志固定不移，有利于腧穴的定位，以此为依据来确定腧穴的位置简单而又准确。如眉头定"攒竹"，脐上 4 寸定"中脘"，乳头旁开 1 寸定"天池"等。

2. 活动标志 所谓"活动标志"，是指人体各部随着活动而出现的空隙、凹陷、皱纹等标志。这些标志只有在采取相应的活动姿势时才会出现，所以定穴时要求先采取相应的体位和活动姿势，然后才能依据相应的标志来确定腧穴的位置。如张口在耳屏前方凹陷处取"听宫"、握拳在手掌横纹头取"后溪"、屈肘在肘横纹头取"曲池"等。

常用取穴定位标志见第8页和第9页图示。

三、指寸定位法

指寸定位法是指在骨度分寸的基础上，以患者本人的手指为尺寸折量标准来测量定穴的方法，所以又称"手指同身寸取穴法"。临床常用的指寸定位法有以下几种：

1. 中指同身寸法 中指同身寸法以患者的中指中节屈曲时内侧两端横纹头之间的长度为 1 寸。此法可用于四肢部取穴的直寸测量和背部取穴的横寸测量。

2. 拇指同身寸法 拇指同身寸法以患者拇指指关节的

宽度为 1 寸。此法可用于以 1 寸为间隔的取穴。

3. 横指同身寸法　横指同身寸法又称"一夫法"，让患者将食指、中指、无名指和小指并拢，以中指中节横纹处为准，横量四指宽度为 3 寸。此法多用于上下肢、下腹部及背部的横寸测量。

注意：指寸定位法虽然在应用时较为方便，但取穴的精确性较差。大家不可以指寸量全身各部，该法必须在骨度分寸的基础上加以运用，才不会导致长短失度。

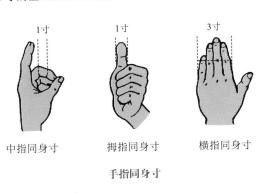

1寸	1寸	3寸
中指同身寸	拇指同身寸	横指同身寸

手指同身寸

四、简便取穴法

简便取穴法是前人在针灸临床实践中创立的，如两耳尖直上取"百会"，两手虎口交叉取"列缺"等。但是，为了定穴准确，在采用本法取穴时应与骨度分寸定位法和体表标志定位法互相参照，力求定位准确。

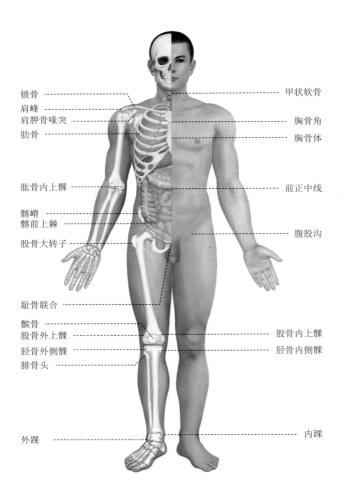

锁骨
肩峰
肩胛骨喙突
肋骨

肱骨内上髁

髂嵴
髂前上棘

股骨大转子

耻骨联合

髌骨
股骨外上髁
胫骨外侧髁
腓骨头

外踝

甲状软骨

胸骨角
胸骨体

前正中线

腹股沟

股骨内上髁
胫骨内侧髁

内踝

常用取穴定位标志（正面）

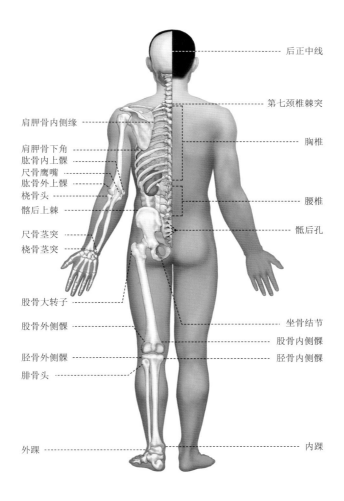

后正中线

第七颈椎棘突

肩胛骨内侧缘

胸椎

肩胛骨下角
肱骨内上髁
尺骨鹰嘴
肱骨外上髁
桡骨头
髂后上棘

腰椎

尺骨茎突
桡骨茎突

骶后孔

股骨大转子

坐骨结节

股骨外侧髁

股骨内侧髁

胫骨外侧髁

胫骨内侧髁

腓骨头

外踝

内踝

常用取穴定位标志（背面）

第二章

十四经腧穴

一、手太阴肺经穴

手太阴肺经（LU）起于中府，止于少商，左右各 11 穴，分布于胸前外上部、上肢掌面桡侧。本经腧穴主治咳、喘、咯血、咽喉痛等与肺脏有关的疾患，以及经脉循行经过部位的其他病症。

中府　Zhōngfǔ　LU1　肺募

定位／胸部外上方，前正中线旁开 6 寸，横平第一肋间隙。
　　　简便取穴：两手叉腰，锁骨外侧端下缘的三角窝中心是云门穴（LU2），由此窝正中垂直往下推一条肋骨处即是。

主治／咳嗽，气喘，胸闷，胸痛；肩背痛。

操作／向外斜刺 0.5～0.8 寸；可灸。不可向内深刺，以免伤及肺脏，引起气胸。

云门　Yúnmén　LU2

定位／胸部外上方，锁骨下窝凹陷处，肩胛骨喙突内缘，前正中线旁开 6 寸。简便取穴：两手叉腰，在锁骨外侧端下缘会出现一个三角形的凹陷，其中心即是。

主治／咳嗽，气喘，胸痛；肩背痛。

操作／向外斜刺 0.5～0.8 寸；可灸。不可向内深刺，以免伤及肺脏，引起气胸。

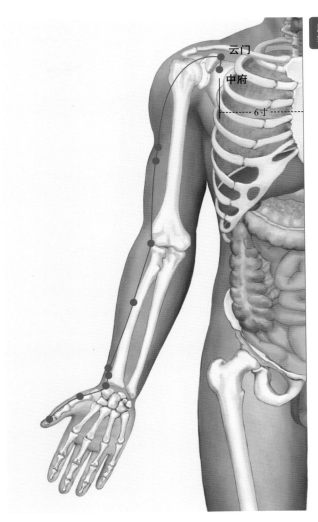

云门

中府

6寸

天府 Tiānfǔ LU3
定位／臂前区，肱二头肌桡侧缘，腋前纹头下 3 寸处。简便取穴：臂向前平举，俯头，鼻尖接触上臂内侧处即是。
主治／咳嗽，气喘，鼻衄；瘿气；肩及上肢内侧痛。
操作／直刺 0.3～0.5 寸；可灸。

侠白 Xiábái LU4 手太阴经别络
定位／臂前区，肱二头肌桡侧缘，腋前纹头下 4 寸，或肘横纹上 5 寸处。
主治／咳嗽，气喘；干呕；上臂内侧痛。
操作／直刺 0.5～0.8 寸；可灸。

尺泽 Chǐzé LU5 合穴
定位／肘横纹上，肱二头肌肌腱桡侧凹陷处。简便取穴：仰掌屈肘，肘横纹上紧靠肱二头肌肌腱桡侧缘凹陷处即是。
主治／咳嗽、气喘、咳血、咽喉肿痛等肺系疾患；肘臂挛痛；急性吐泻，中暑，小儿惊风。
操作／直刺 0.5～0.8 寸，或点刺出血；可灸。

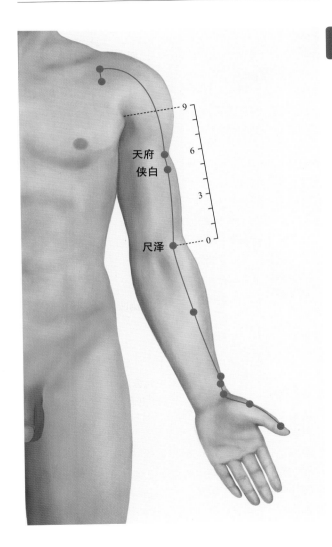

天府
侠白
尺泽

9

6

3

0

孔最 Kǒngzuì LU6 郄穴

定位／前臂掌面，尺泽（LU5）与太渊（LU9）连线上，
腕横纹上 7 寸处。

主治／咳血，咳嗽，气喘，咽喉肿痛，热病无汗；肘臂挛
痛；痔疮出血。

操作／直刺 0.5 ～ 0.8 寸；可灸。

列缺 Lièquē LU7 络穴；八脉交会穴（通任脉）

定位／前臂桡侧缘，桡骨茎突上方，腕横纹上 1.5 寸，拇
短伸肌腱与拇长展肌腱之间，拇长展肌腱沟中。简
便取穴：两手虎口自然平直交叉，一手食指按在另
一手桡骨茎突上，指尖下凹陷中即是。

主治／咳嗽，气喘，咽喉肿痛；头痛、牙痛、项强、口眼
㖞斜等头项疾患。

操作／斜刺 0.5 ～ 0.8 寸；可灸。

经渠 Jīngqú LU8 经穴

定位／前臂掌面桡侧，腕横纹上 1 寸，桡骨茎突与桡动脉
之间凹陷处。

主治／咳嗽，气喘，胸痛，咽喉肿痛，手腕痛。

操作／避开桡动脉，直刺 0.2 ～ 0.3 寸；不可灸。

太渊 Tàiyuān LU9 输穴；原穴；脉会

定位／腕掌侧横纹桡侧，桡动脉搏动处。

主治／咳嗽，气喘，胸痛；无脉症；腕臂痛。

操作／避开桡动脉，直刺 0.2 ～ 0.3 寸；可灸。

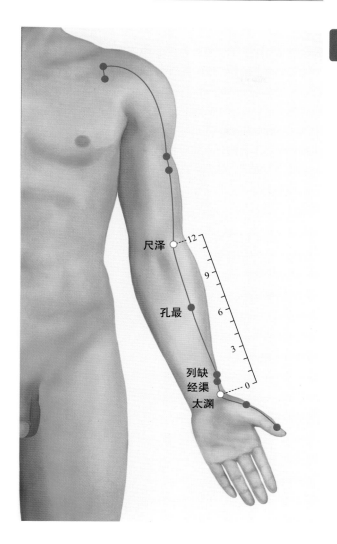

鱼际 Yújì LU10 荥穴

定位／手外侧，第一掌骨中点桡侧，赤白肉际处。

主治／咳嗽，咳血，哮喘；咽干，咽喉肿痛，失音；疳积。

操作／直刺 0.3 ～ 0.5 寸；可灸。治疳积可用割治法。

少商 Shàoshāng LU11 井穴

定位／拇指末节桡侧，指甲根角侧后方 0.1 寸（指寸）。

主治／咽喉肿痛，鼻衄，咳喘；高热，昏迷，癫狂；指肿，
麻木。

操作／浅刺 0.1 寸，或点刺出血；可灸。

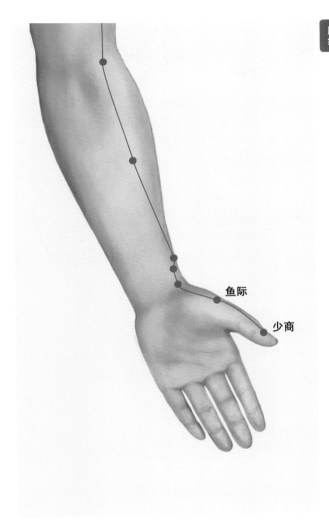

鱼际

少商

二、手阳明大肠经穴

手阳明大肠经（LI）起于商阳，止于迎香，左右各 20 穴，分布于上肢背面桡侧、肩、颈和面部。本经腧穴主治头面五官疾患、热病、皮肤病、肠胃病、神志病等，以及经脉循行部位的其他病症。

商阳 Shāngyáng LI1 井穴
定位／食指末节桡侧，指甲根角侧后方 0.1 寸（指寸）。
主治／齿痛、咽喉肿痛等五官疾患；热病，昏迷；手指麻木。
操作／浅刺 0.1 ～ 0.2 寸，或点刺出血；可灸。

二间 Èrjiān LI2 荥穴
定位／食指桡侧，第二掌指关节前，赤白肉际处。
主治／目痛，鼻衄，齿痛，咽喉肿痛；热病。
操作／直刺 0.2 ～ 0.3 寸；可灸。

三间 Sānjiān LI3 输穴
定位／食指桡侧，第二掌指关节后凹陷中。
主治／齿痛，目痛，咽喉肿痛；腹胀肠鸣；身热。
操作／直刺 0.3 ～ 0.5 寸；可灸。

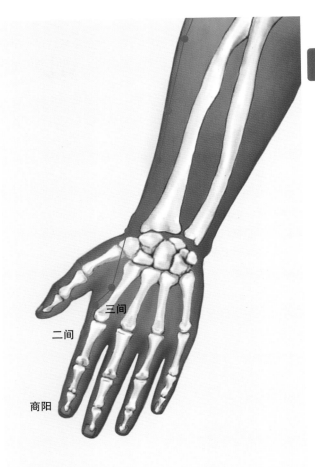

三间

二间

商阳

合谷 Hégǔ LI4 原穴

定位／手背，第二掌骨桡侧中点处。简便取穴：以一手拇指指间关节横纹放在另一手拇指、食指之间的指蹼缘上，拇指尖下即是。

主治／头痛、目赤、鼻衄、齿痛、口眼㖞斜等头面五官疾患；上肢痛，半身不遂；热病，无汗，多汗；闭经，滞产；腹痛，便秘。

操作／直刺 0.5 ～ 0.8 寸，针刺时手呈半握拳状；可灸。孕妇不宜针。

阳溪 Yángxī LI5 经穴

定位／腕背横纹桡侧，拇指上翘时，当拇短伸肌腱与拇长伸肌腱之间的凹陷（鼻烟窝）中。

主治／手腕痛；头痛、目赤肿痛、牙痛、耳聋等头面五官疾患。

操作／直刺 0.3 ～ 0.5 寸；可灸。

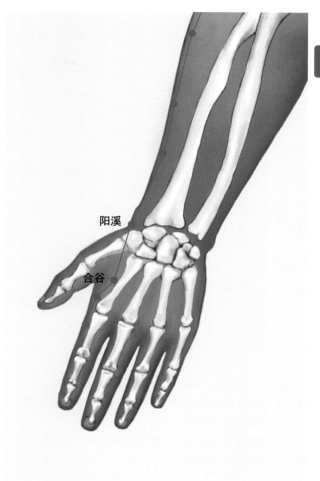

阳溪

合谷

偏历 Piānlì LI6 络穴

定位 / 前臂背面桡侧，阳溪（LI5）与曲池（LI11）连线上，腕横纹上 3 寸处。

主治 / 耳鸣、鼻衄、目赤、喉痛等五官疾患；手臂酸痛；腹满，水肿。

操作 / 直刺 0.3 ～ 0.7 寸；可灸。

温溜 Wēnliū LI7 郄穴

定位 / 前臂背面桡侧，阳溪（LI5）与曲池（LI11）连线上，腕横纹上 5 寸处。

主治 / 急性肠鸣腹痛；头痛，面肿，咽喉肿痛；肩背酸痛。

操作 / 直刺 0.5 ～ 0.8 寸；可灸。

下廉 Xiàlián LI8

定位 / 前臂背面桡侧，阳溪（LI5）与曲池（LI11）连线上，肘横纹下 4 寸处。

主治 / 肘臂痛；头痛，眩晕，目痛；腹胀，腹痛。

操作 / 直刺 0.5 ～ 0.8 寸；可灸。

上廉 Shànglián LI9

定位 / 前臂背面桡侧，阳溪（LI5）与曲池（LI11）连线上，肘横纹下 3 寸处。

主治 / 肘臂痛，半身不遂，手臂麻木；肠鸣，腹痛。

操作 / 直刺 0.5 ～ 0.8 寸；可灸。

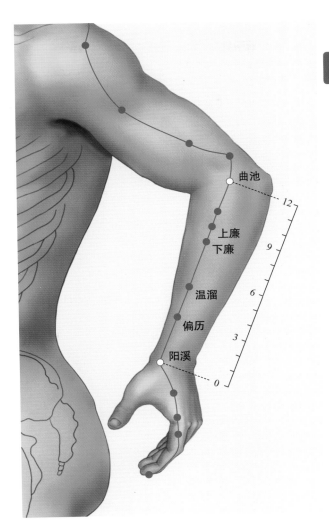

大肠经

曲池

上廉
下廉

温溜

偏历

阳溪

12

9

6

3

0

手三里 Shǒusānlǐ LI10

定位／前臂背面桡侧，阳溪（LI5）与曲池（LI11）连线上，
　　　　肘横纹下 2 寸处。

主治／手臂无力，上肢不遂；腹痛，腹泻；齿痛，颊肿。

操作／直刺 0.5 ～ 0.8 寸；可灸。

曲池 Qūchí LI11　合穴

定位／屈肘，尺泽（LU5）与肱骨外上髁连线的中点处。

主治／上肢痹痛不遂；热病；腹痛，吐泻；月经不调；头
　　　　痛，目痛，牙痛，咽喉肿痛；瘾疹，瘰疬。

操作／直刺 0.5 ～ 1.2 寸；可灸。

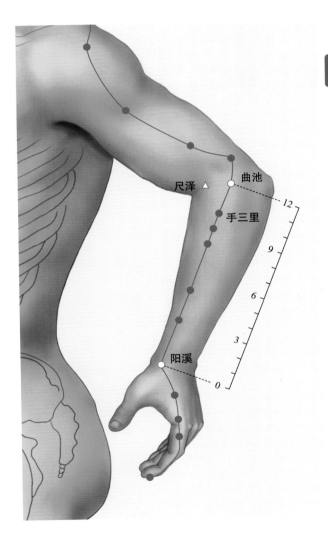

尺泽 ▲

曲池

手三里

阳溪

12

9

6

3

0

肘髎 Zhǒuliáo LI12

定位／上臂外侧，屈肘，曲池（LI11）上 1 寸，肱骨边缘处。

主治／肘臂疼痛、麻木、挛急。

操作／直刺 0.5 ～ 0.8 寸；可灸。

手五里 Shǒuwǔlǐ LI13

定位／上臂外侧，曲池（LI11）与肩髃（LI15）连线上，
　　　曲池上 3 寸处。

主治／肘臂挛痛；瘰疬。

操作／直刺 0.5 ～ 0.8 寸；可灸。

臂臑 Bìnào LI14

定位／上臂外侧，曲池（LI11）与肩髃（LI15）连线上，
　　　曲池上 7 寸，三角肌前缘。

主治／肩臂疼痛不遂，颈项拘挛；瘰疬；目疾。

操作／直刺 0.5 ～ 1 寸，或斜刺 0.8 ～ 1.5 寸；可灸。

肩髃 Jiānyú LI15

定位／肩峰外侧缘前端与肱骨大结节之间的凹陷处。简便
　　　取穴：上臂外展时，肩部呈现两个凹陷，前一个凹
　　　陷处即是。

主治／肩臂挛痛，上肢不遂；瘾疹，瘰疬。

操作／直刺 0.5 ～ 1.2 寸；可灸。

大肠经

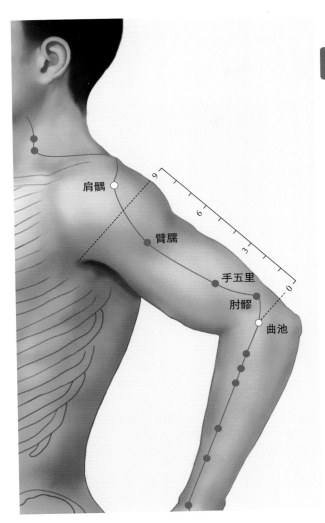

肩髃

臂臑

手五里

肘髎

曲池

巨骨 Jùgǔ LI16

定位／锁骨肩峰端与肩胛冈之间的凹陷处。

主治／肩臂挛痛，臂不举；瘰疬，瘿气。

操作／直刺 0.4～0.8 寸；可灸。不可深刺，以免刺入胸腔造成气胸。

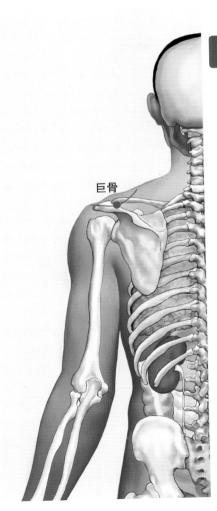

大肠经

巨骨

天鼎 Tiāndǐng LI17

定位／颈部，横平环状软骨，胸锁乳突肌后缘。

主治／暴喑气哽，咽喉肿痛；瘰疬，瘿气。

操作／直刺 0.3 ～ 0.5 寸；可灸。

扶突 Fútū LI18

定位／颈部，横平喉结，胸锁乳突肌前后缘之间。

主治／咽喉肿痛，暴喑；瘿气，瘰疬；咳嗽，气喘。

操作／直刺 0.5 ～ 0.8 寸；可灸。注意避开颈动脉，不可深刺。
　　　一般不使用电针，以免引起迷走神经反应。

口禾髎 Kǒuhéliáo LI19

定位／上唇部，鼻孔外缘直下，横平水沟穴（GV26）。

主治／鼻塞，衄血；口歪，口噤。

操作／直刺 0.2 ～ 0.3 寸；禁灸。

迎香 Yíngxiāng LI20

定位／面部，鼻翼外缘中点旁，鼻唇沟中。

主治／鼻塞，衄血；口歪；胆道蛔虫症。

操作／直刺 0.2 ～ 0.4 寸，或斜刺 0.3 ～ 0.5 寸；不宜灸。

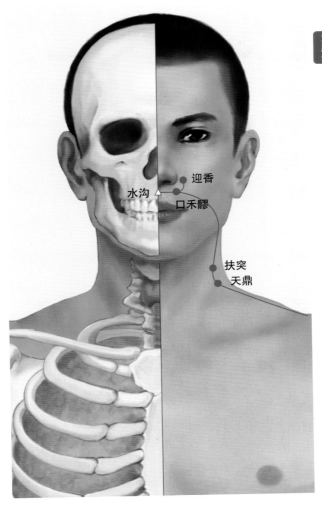

迎香

水沟

口禾髎

扶突

天鼎

三、足阳明胃经穴

足阳明胃经（ST）起于承泣，止于厉兑，左右各45穴，分布于头面、颈、胸腹、下肢前外侧。本经腧穴主治胃肠病、头面五官病、神志病、皮肤病、热病，以及经脉循行部位的其他病症。

承泣 Chéngqì ST1

定位／面部，目直视，瞳孔直下，眼球与眶下缘之间。

主治／目疾；口眼㖞斜，面肌痉挛。

操作／紧靠眶下缘缓慢直刺0.3～0.5寸；禁灸。不宜提插、捻转，以防刺破血管引起血肿。

四白 Sìbái ST2

定位／面部，目直视，瞳孔直下，眶下孔处。

主治／目疾；口眼㖞斜，三叉神经痛，面肌痉挛。

操作／直刺或微向上斜刺0.2～0.4寸；不宜灸。不可深刺，以免伤及眼球，不可过度提插、捻转。

巨髎 Jùliáo ST3

定位／面部，目直视，瞳孔直下，横平鼻翼下缘处。

主治／口眼㖞斜；鼻衄，齿痛，唇颊肿；眼睑瞤动。

操作／直刺0.3～0.6寸；可灸。

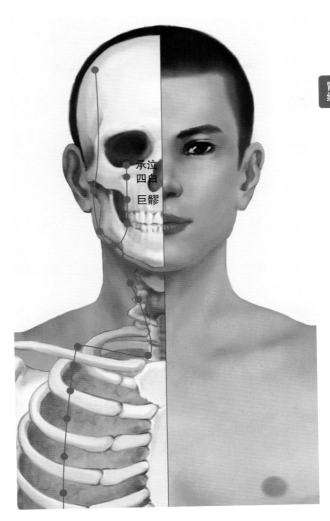

承泣
四白
巨髎

胃经

地仓 Dìcāng ST4

定位／面部，口角旁约 0.4 寸（指寸），上直对瞳孔。

主治／口㖞，流涎；三叉神经痛。

操作／直刺 0.2 寸，或向颊车方向平刺 0.5 ～ 0.8 寸；可灸。

大迎 Dàyíng ST5

定位／面部，下颌角前方，咬肌附着部前缘凹陷中，面动
　　　脉搏动处。简便取穴：闭口鼓气时，下颌角前下方
　　　出现的一沟形凹陷中即是。

主治／口㖞，口噤，颊肿，齿痛。

操作／避开动脉，斜刺或平刺 0.3 ～ 0.5 寸；可灸。

颊车 Jiáchē ST6

定位／面部，下颌角前上方约一横指（中指），当咀嚼时
　　　咬肌隆起最高点处，放松时按之有凹陷。

主治／齿痛，牙关开合不利，颊肿；口㖞。

操作／直刺 0.3 ～ 0.4 寸，或向地仓方向斜刺 0.7 ～ 0.9 寸；
　　　可灸。

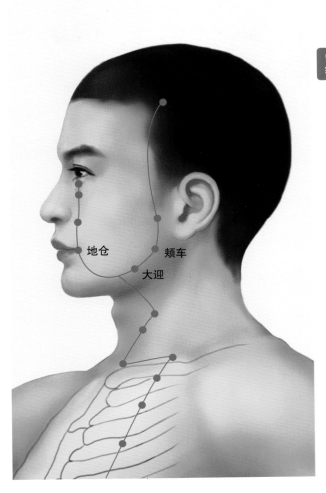

胃经

地仓

颊车

大迎

下关 Xiàguān ST7

定位／面部，耳屏前，下颌骨髁状突前方，颧弓与下颌切迹所形成的凹陷中。合口有孔，张口即闭，宜闭口取穴。

主治／牙关开合不利，三叉神经痛，齿痛；口眼㖞斜；耳聋，耳鸣，聤耳。

操作／直刺 0.3～0.5 寸；可灸。留针时不可做张口动作，以免折针。

头维 Tóuwéi ST8

定位／头部，额角发际上 0.5 寸，头正中线旁开 4.5 寸。

主治／头痛；目眩，目痛，迎风流泪，眼睑瞤动。

操作／向下或向后平刺 0.5～0.8 寸；禁灸。

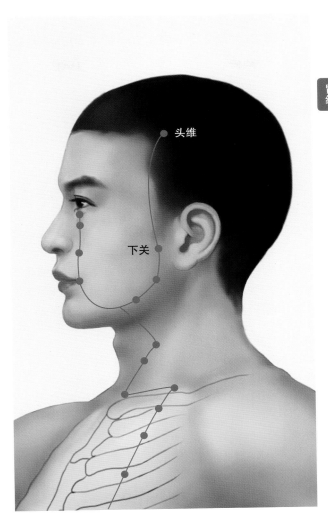

头维

下关

人迎 Rényíng ST9

定位／颈部，喉结旁，胸锁乳突肌前缘，颈总动脉搏动处。

主治／瘰疬，瘿气；咽喉肿痛；头痛眩晕；气喘。

操作／避开动脉，直刺 0.2 ～ 0.4 寸；禁灸。

水突 Shuǐtū ST10

定位／颈部，横平环状软骨，胸锁乳突肌前缘。

主治／咽喉肿痛，瘰疬，瘿瘤；咳嗽，气喘。

操作／直刺 0.3 ～ 0.4 寸；可灸。

气舍 Qìshè ST11

定位／锁骨胸骨端上缘，胸锁乳突肌胸骨头与锁骨头之间
　　　的凹陷中。

主治／咽喉肿痛，瘰疬，瘿瘤；咳喘，呃逆；颈项强痛。

操作／直刺 0.3 ～ 0.4 寸。注意：本经气舍至乳根诸穴，
　　　深部有大动脉及肺、肝等重要脏器，不可深刺。

缺盆 Quēpén ST12

定位／锁骨上窝中央，前正中线旁开 4 寸。

主治／咳嗽，气喘；咽喉肿痛，缺盆中痛，瘰疬。

操作／直刺 0.2 ～ 0.4 寸；可灸。孕妇禁针。

气户 Qìhù ST13

定位／胸部，锁骨下缘，前正中线旁开 4 寸。

主治／咳嗽，气喘，呃逆；胸胁满痛。

操作／直刺 0.2 ～ 0.4 寸；可灸。

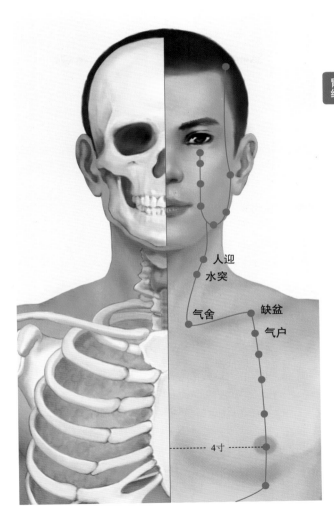

胃经

人迎
水突
气舍　　缺盆
　　　　气户

4寸

库房 Kùfáng ST14

定位／胸部，第一肋间隙，前正中线旁开 4 寸。

主治／咳嗽，气喘，咳唾脓血；胸胀痛。

操作／向内斜刺 0.3 ～ 0.5 寸；可灸。

屋翳 Wūyì ST15

定位／胸部，第二肋间隙，前正中线旁开 4 寸。

主治／咳嗽，气喘，咳唾脓血；胸胁胀痛，乳痈。

操作／直刺 0.2 ～ 0.3 寸，或向内斜刺 0.3 ～ 0.5 寸；可灸。

膺窗 Yīngchuāng ST16

定位／胸部，第三肋间隙，前正中线旁开 4 寸。

主治／咳嗽，气喘；胸胁胀痛；乳痈。

操作／直刺 0.2 ～ 0.4 寸，或向内斜刺 0.4 ～ 0.6 寸；可灸。

乳中 Rǔzhōng ST17

定位／胸部，第四肋间隙，乳头中央。

附注／本穴不针不灸，只作胸腹部腧穴的定位标志。

乳根 Rǔgēn ST18

定位／胸部，第五肋间隙，乳头直下，前正中线旁开 4 寸，女性在乳房根部弧线中点处。

主治／乳痈，乳少；咳嗽，气喘，呃逆；胸痛。

操作／斜刺 0.5 ～ 0.8 寸；可灸。

胃经

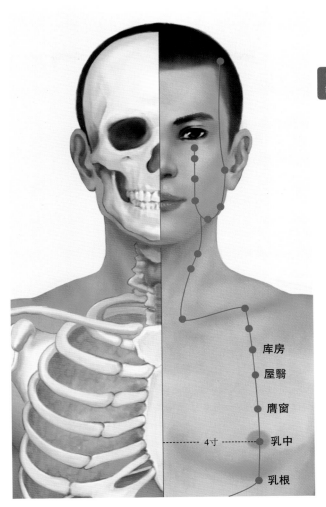

库房

屋翳

膺窗

4寸

乳中

乳根

不容　Bùróng　ST19

定位 / 上腹部，脐中上 6 寸，前正中线旁开 2 寸。

主治 / 呕吐、胃痛、纳少、腹胀等胃疾。

操作 / 直刺 0.2 ～ 0.4 寸；可灸。过饱者禁针，肝肿大者
　　　慎针或禁针，不宜做大幅度提插。

承满　Chéngmǎn　ST20

定位 / 上腹部，脐中上 5 寸，前正中线旁开 2 寸。

主治 / 胃痛、腹胀、吐血、纳少等胃疾。

操作 / 直刺 0.4 ～ 0.6 寸；可灸。过饱者禁针，肝肿大者
　　　慎针或禁针，不宜做大幅度提插。

梁门　Liángmén　ST21

定位 / 上腹部，脐中上 4 寸，前正中线旁开 2 寸。

主治 / 纳少、胃痛、呕吐等胃疾。

操作 / 直刺 0.5 ～ 0.8 寸；可灸。过饱者禁针，肝肿大者
　　　慎针或禁针，不宜做大幅度提插。

关门　Guānmén　ST22

定位 / 上腹部，脐中上 3 寸，前正中线旁开 2 寸。

主治 / 腹胀、腹痛、肠鸣、腹泻等胃肠疾病。

操作 / 直刺 0.8 ～ 1.2 寸；可灸。

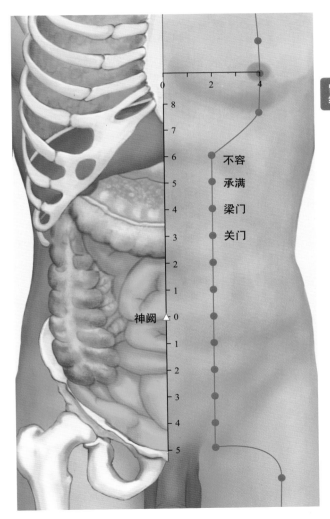

胃经

太乙 Tàiyǐ ST23

定位／上腹部，脐中上 2 寸，前正中线旁开 2 寸。

主治／胃病；心烦，癫狂。

操作／直刺 0.8 ～ 1.2 寸；可灸。

滑肉门 Huáròumén ST24

定位／上腹部，脐中上 1 寸，前正中线旁开 2 寸。

主治／胃痛，呕吐；癫狂。

操作／直刺 0.8 ～ 1.2 寸；可灸。

天枢 Tiānshū ST25　大肠募

定位／横平脐中，前正中线旁开 2 寸。

主治／腹痛、腹胀、便秘、腹泻、痢疾等胃肠病；月经不
　　　调，痛经。

操作／直刺 0.8 ～ 1.2 寸；可灸。

外陵 Wàilíng ST26

定位／下腹部，脐中下 1 寸，前正中线旁开 2 寸。

主治／腹痛，疝气；痛经。

操作／直刺 0.8 ～ 1.2 寸；可灸。

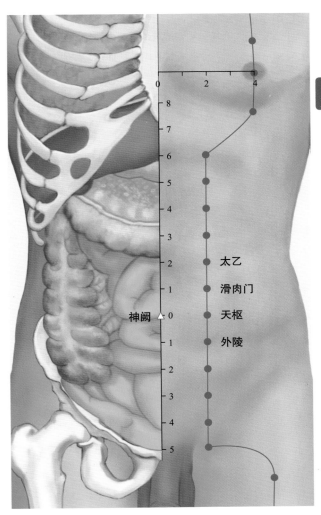

胃经

太乙

滑肉门

神阙

天枢

外陵

大巨 Dàjù ST27

定位／下腹部，脐中下 2 寸，前正中线旁开 2 寸。

主治／小腹胀满，小便不利；疝气；遗精，早泄。

操作／直刺 0.8 ～ 1.2 寸；可灸。

水道 Shuǐdào ST28

定位／下腹部，脐中下 3 寸，前正中线旁开 2 寸。

主治／小腹胀满，小便不利，水肿；痛经，不孕；疝气，
便秘。

操作／直刺 0.5 ～ 1.2 寸；可灸。

归来 Guīlái ST29

定位／下腹部，脐中下 4 寸，前正中线旁开 2 寸。

主治／少腹痛，疝气；闭经，月经不调，带下，子宫脱垂。

操作／直刺 0.8 ～ 1.2 寸；可灸。

气冲 Qìchōng ST30

定位／耻骨联合上缘，前正中线旁开 2 寸，动脉搏动处。

主治／肠鸣，腹痛，疝气；月经不调，不孕，阳痿，阴肿。

操作／直刺 0.8 ～ 1.2 寸；不宜灸。

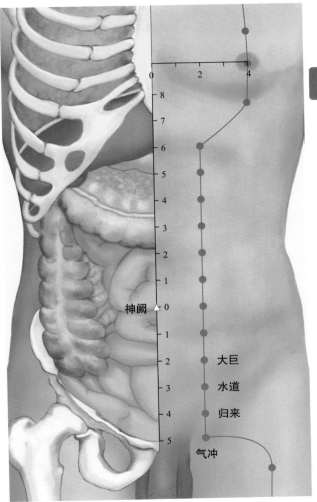

胃经

神阙

大巨

水道

归来

气冲

髀关　Bìguān　ST31

定位 / 大腿前面，髂前上棘与髌底外侧端连线上，横平耻
　　　骨联合下缘。

主治 / 下肢痿痹，腰痛膝冷。

操作 / 直刺 0.6 ～ 1.2 寸；可灸。

伏兔　Fútù　ST32

定位 / 髌底上 6 寸，髂前上棘与髌底外侧端连线上。

主治 / 下肢痿痹，腰痛膝冷；疝气。

操作 / 直刺 0.6 ～ 1.2 寸；可灸。

阴市　Yīnshì　ST33

定位 / 髌底上 3 寸，髂前上棘与髌底外侧端连线上。

主治 / 下肢痿痹，膝关节屈伸不利；疝气。

操作 / 直刺 0.5 ～ 1.2 寸；可灸。

梁丘　Liángqiū　ST34　　郄穴

定位 / 髌底上 2 寸，髂前上棘与髌底外侧端连线上。

主治 / 膝肿痛，下肢不遂；急性胃痛；乳痈，乳痛。

操作 / 直刺 0.5 ～ 1.2 寸；可灸。

犊鼻　Dúbí　ST35

定位 / 屈膝，髌韧带外侧凹陷中。

主治 / 膝痛，膝关节屈伸不利，下肢麻痹。

操作 / 稍向髌韧带内方向斜刺 0.5 ～ 1.2 寸；可灸。

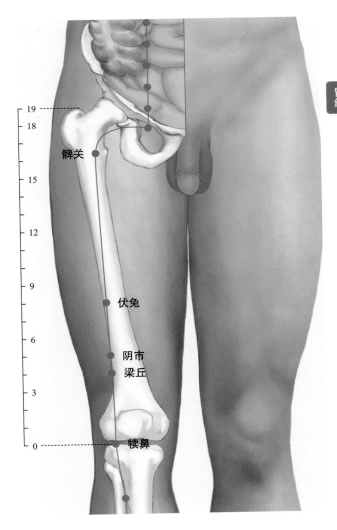

髀关

伏兔

阴市

梁丘

犊鼻

胃经

足三里 Zúsānlǐ ST36 合穴；胃下合穴

定位／小腿前外侧，犊鼻（ST35）下 3 寸，犊鼻（ST35）
与解溪（ST41）连线上。

主治／胃痛、呕吐、嗳嗝、腹胀、腹泻、痢疾、便秘等胃
肠诸疾；膝痛，下肢痿痹；心悸，失眠，癫狂；乳
少，乳痈；虚劳诸症。

操作／直刺 0.6 ～ 1.3 寸；可灸。

上巨虚 Shàngjùxū ST37 大肠下合穴

定位／小腿前外侧，犊鼻（ST35）下 6 寸，犊鼻（ST35）
与解溪（ST41）连线上。

主治／肠鸣、腹痛、腹泻、便秘、肠痈等胃肠疾患；下肢
痿痹。

操作／直刺 0.5 ～ 1.2 寸；可灸。

条口 Tiáokǒu ST38

定位／小腿前外侧，犊鼻（ST35）下 8 寸，犊鼻（ST35）
与解溪（ST41）连线上。

主治／下肢痿痹，转筋；肩臂痛；脘腹疼痛。

操作／直刺 0.5 ～ 1.2 寸；可灸。

下巨虚 Xiàjùxū ST39 小肠下合穴

定位／小腿前外侧，犊鼻（ST35）下 9 寸，犊鼻（ST35）
与解溪（ST41）连线上。

主治／腹泻，痢疾，少腹痛；下肢痿痹；乳痈。

操作／直刺 0.5 ～ 1.2 寸；可灸。

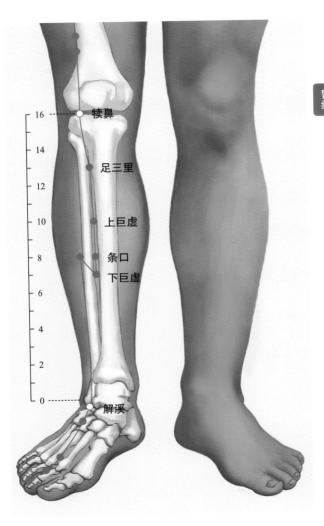

犊鼻

足三里

上巨虚

条口

下巨虚

解溪

丰隆 Fēnglóng ST40 络穴

定位／小腿前外侧，外踝尖上 8 寸，条口（ST38）外一横指（中指）。

主治／头痛，眩晕，癫狂痫；咳嗽痰多；下肢痿痹。

操作／直刺 0.5 ～ 1.2 寸；可灸。

解溪 Jiěxī ST41 经穴

定位／足背与小腿交界处横纹中央凹陷中，拇长伸肌腱与趾长伸肌腱之间。

主治／下肢痿痹，踝关节病，垂足；头痛，眩晕，癫狂；腹胀，便秘。

操作／直刺 0.3 ～ 0.6 寸；可灸。

冲阳 Chōngyáng ST42 原穴

定位／足背最高处，拇长伸肌腱和趾长伸肌腱之间，足背动脉搏动处。

主治／胃痛，腹胀；口眼㖞斜；癫狂痫；足背肿痛，足痿无力。

操作／避开动脉，直刺 0.2 ～ 0.3 寸；可灸。

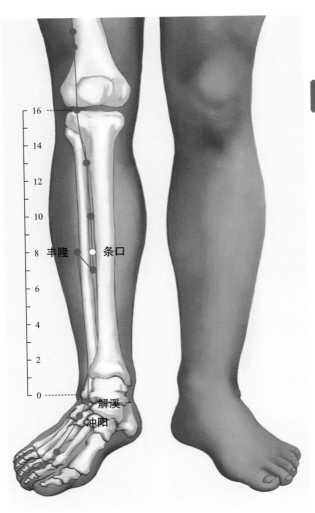

丰隆　　条口

解溪

冲阳

陷谷　Xiàngǔ　ST43　输穴

定位／足背，第二、三跖骨间，第二跖趾关节后凹陷中。

主治／面肿，水肿；足背肿痛；肠鸣，腹痛。

操作／直刺 0.5～0.8 寸；可灸。

内庭　Nèitíng　ST44　荥穴

定位／足背，第二、三趾间缝纹端，趾蹼缘后方赤白肉际处。

主治／齿痛，咽喉肿痛，鼻衄；热病；胃病吐酸，腹泻，痢疾，便秘；足背肿痛。

操作／直刺或斜刺 0.3～0.5 寸；可灸。

厉兑　Lìduì　ST45　井穴

定位／第二趾外侧，趾甲根角侧后方 0.1 寸（指寸）。

主治／鼻衄，齿痛，咽喉肿痛；热病；多梦，癫狂。

操作／浅刺 0.1 寸，或点刺出血；可灸。

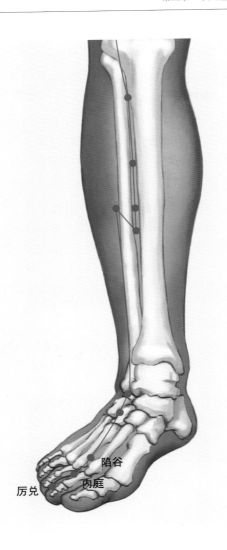

胃经

陷谷

内庭

厉兑

四、足太阴脾经穴

足太阴脾经（SP）起于隐白，止于大包，左右各 21 穴，分布于下肢内侧面和侧胸腹部。本经腧穴主治脾胃病、妇科病、前阴病，以及经脉循行部位的其他病症。

隐白　Yǐnbái　SP1　井穴
定位／足大趾末节内侧，趾甲根角侧后方 0.1 寸（指寸）。
主治／月经过多，崩漏；便血、尿血等出血病症；癫狂，
　　　多梦，惊风；腹满，暴泻。
操作／浅刺 0.1 寸，或点刺出血；可灸。

大都　Dàdū　SP2　荥穴
定位／足大趾内侧，第一跖趾关节前下方，赤白肉际处。
主治／腹胀，胃痛，呕吐，腹泻，便秘；热病无汗。
操作／直刺 0.2 ～ 0.5 寸；可灸。

太白　Tàibái　SP3　输穴；原穴
定位／第一跖趾关节后缘，赤白肉际凹陷处。
主治／胃痛，肠鸣，腹胀，腹泻，便秘；体重节痛。
操作／直刺 0.5 ～ 0.8 寸；可灸。

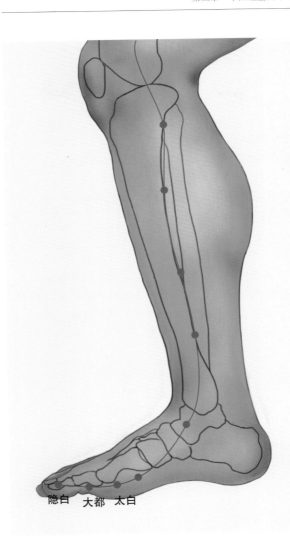

隐白　大都　太白

公孙　Gōngsūn　SP4　　络穴；八脉交会穴（通冲脉）

定位／第一跖骨基底部前下方，赤白肉际处。

主治／胃痛，呕吐，腹痛，腹泻，痢疾；心痛，胸闷。

操作／直刺 0.5 ～ 0.8 寸；可灸。

商丘　Shāngqiū　SP5　　经穴

定位／内踝前下方凹陷中，舟骨结节与内踝尖连线的中点
　　　处。

主治／腹胀，腹泻，便秘，黄疸；足踝肿痛。

操作／直刺 0.3 ～ 0.5 寸；可灸。

三阴交　Sānyīnjiāo　SP6

定位／小腿内侧，内踝尖上 3 寸，胫骨内侧缘后际。

主治／肠鸣、腹胀、腹泻等脾胃虚弱诸症；月经不调、
　　　带下、子宫脱垂、不孕、滞产、遗精、阳痿、遗
　　　尿等生殖泌尿系统疾患；心悸，失眠，眩晕；下
　　　肢痿痹。

操作／直刺 0.5 ～ 1 寸；可灸。孕妇禁针。

漏谷　Lòugǔ　SP7

定位／小腿内侧，胫骨内侧缘后际，内踝尖上 6 寸。

主治／腹胀，肠鸣；小便不利，遗精；下肢痿痹。

操作／直刺 0.5 ～ 1.2 寸；可灸。

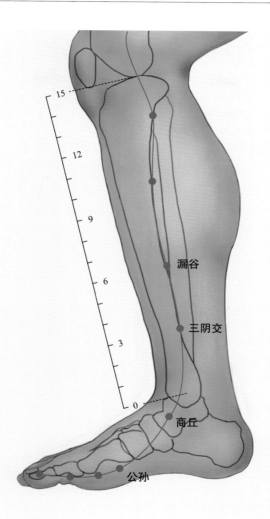

脾经

15

12

9

6

3

0

漏谷

三阴交

商丘

公孙

地机 Dìjī SP8 郄穴

定位／小腿内侧，阴陵泉（SP9）下3寸，胫骨内侧缘后际。

主治／痛经，崩漏，月经不调；腹胀，腹痛，腹泻，小便
　　　不利，水肿；腰痛，遗精，下肢痿痹。

操作／直刺 0.5 ～ 1.2 寸；可灸。

阴陵泉 Yīnlíngquán SP9 合穴

定位／小腿内侧，胫骨内侧髁下缘与胫骨内侧缘之间的凹
　　　陷处。

主治／腹胀，腹泻，水肿，黄疸，小便不利；膝痛，阴痛，
　　　遗精，带下。

操作／直刺 0.5 ～ 1.2 寸；可灸。

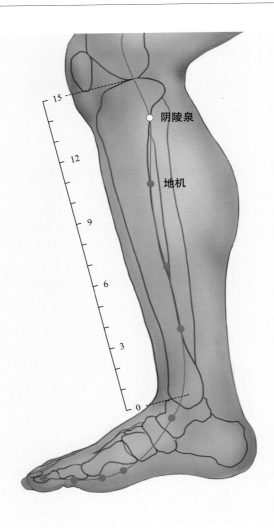

阴陵泉

地机

15

12

9

6

3

0

血海 Xuèhǎi SP10

定位／屈膝，髌底内侧端上 2 寸，股内侧肌的隆起处。

主治／月经不调，痛经，闭经，崩漏；瘾疹，湿疹，丹毒；
　　　下肢内侧痛，膝关节痛。

操作／直刺 0.5 ～ 1.2 寸；可灸。

箕门 Jīmén SP11

定位／股前区，髌底内侧端与冲门（SP12）连线的上 1/3
　　　与下 2/3 交点处。

主治／小便不利，遗尿；腹股沟肿痛。

操作／避开动脉，直刺 0.5 ～ 1.3 寸；可灸。

冲门 Chōngmén SP12

定位／耻骨联合上缘中点旁开 3.5 寸，髂外动脉搏动处的
　　　外侧。

主治／腹痛，疝气；崩漏，带下。

操作／避开动脉，直刺 0.5 ～ 0.7 寸；可灸。

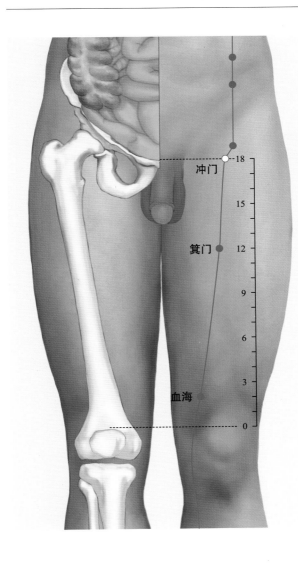

脾经

冲门　18

15

箕门　12

9

6

3

血海　0

府舍 Fǔshè SP13

定位／下腹部，脐中下 4.3 寸，前正中线旁开 4 寸。

主治／腹痛，积聚，疝气。

操作／直刺 0.5 ～ 1 寸；可灸。

腹结 Fùjié SP14

定位／下腹部，脐中下 1.3 寸，前正中线旁开 4 寸。

主治／腹痛，腹泻，便秘，疝气。

操作／直刺 0.5 ～ 1.2 寸；可灸。

大横 Dàhéng SP15

定位／腹部，横平脐中，前正中线旁开 4 寸。

主治／腹痛，腹泻，便秘。

操作／直刺 0.5 ～ 1.2 寸；可灸。

腹哀 Fù'āi SP16

定位／上腹部，脐中上 3 寸，前正中线旁开 4 寸。

主治／消化不良，腹痛，便秘，泄泻，痢疾。

操作／直刺 0.5 ～ 1 寸；可灸。

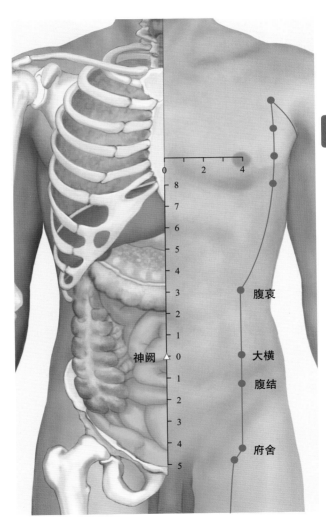

脾经

腹哀

神阙

大横

腹结

府舍

食窦　Shídòu　SP17

定位／胸部，第五肋间隙，前正中线旁开6寸。

主治／胸胁胀痛；噫气，反胃，腹胀；水肿。

操作／斜刺0.5～0.8寸；可灸。注意：本经食窦至大包
　　　诸穴，深部为肺脏，不可深刺。

天溪　Tiānxī　SP18

定位／胸部，第四肋间隙，前正中线旁开6寸。

主治／胸胁疼痛，咳嗽；乳痛，乳少。

操作／斜刺0.5～0.7寸；可灸。

胸乡　Xiōngxiāng　SP19

定位／胸部，第三肋间隙，前正中线旁开6寸。

主治／胸胁胀痛。

操作／斜刺0.3～0.5寸；可灸。

周荣　Zhōuróng　SP20

定位／胸部，第二肋间隙，前正中线旁开6寸。

主治／咳嗽，气逆；胸胁胀满。

操作／斜刺0.3～0.5寸；可灸。

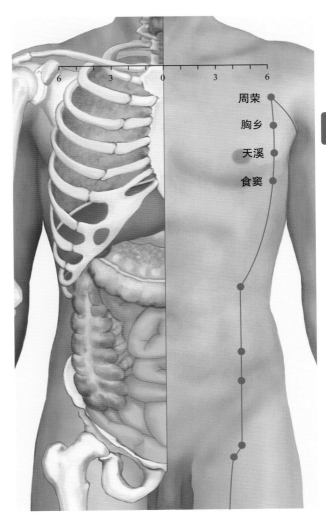

周荣

胸乡

天溪

食窦

脾经

大包　Dàbāo　SP21　脾之大络

定位／侧胸部，第六肋间隙，腋中线上。

主治／咳喘；胸胁痛；全身疼痛，四肢无力。

操作／斜刺 0.3 ～ 0.5 寸；可灸。

脾经

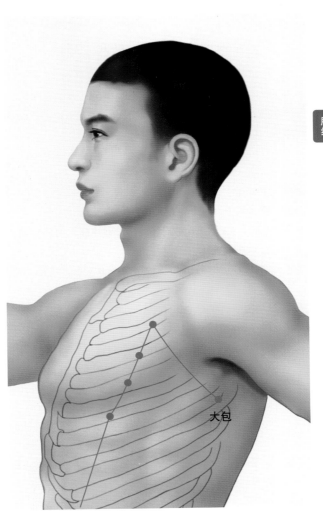

大包

五、手少阴心经穴

手少阴心经（HT）起于极泉，止于少冲，左右各 9 穴，分布于腋窝、上肢掌侧面的尺侧。本经腧穴主治心、胸、神志病，以及经脉循行部位的其他病症。

极泉　Jíquán　HT1

定位／腋窝正中，腋动脉搏动处。

主治／心痛，心悸，胸闷，气短；肩臂疼痛，胁肋疼痛；瘰疬；腋臭。

操作／避开腋动脉，直刺或斜刺 0.2～0.3 寸；可灸。

青灵　Qīnglíng　HT2

定位／臂内侧，肘横纹上 3 寸，肱二头肌尺侧沟中。

主治／头痛，振寒；目黄，胁痛；肩臂疼痛。

操作／直刺 0.3～0.5 寸；可灸。

少海　Shàohǎi　HT3　合穴

定位／肘前区，屈肘，肘横纹内侧端与肱骨内上髁连线的中点处。

主治／心痛，癫狂痫；肘臂挛痛，臂麻手颤，头项痛，腋胁痛；瘰疬。

操作／直刺 0.5～0.8 寸；可灸。

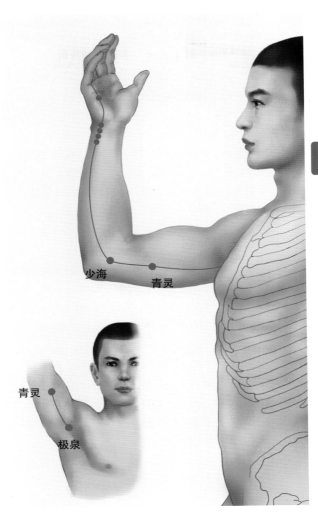

少海

青灵

青灵

极泉

心经

灵道 Língdào HT4 经穴

定位／前臂掌面，腕横纹上 1.5 寸，尺侧腕屈肌腱桡侧缘。

主治／心痛，心悸，悲恐善笑；暴喑；肘臂挛痛。

操作／直刺 0.3～0.5 寸；可灸。不宜深刺，以免伤及血管和神经。留针时，不可做屈腕动作。

通里 Tōnglǐ HT5 络穴

定位／前臂掌面，腕横纹上 1 寸，尺侧腕屈肌腱桡侧缘。

主治／心悸，怔忡；舌强不语，暴喑；腕臂痛。

操作／直刺 0.2～0.5 寸；可灸。不宜深刺，以免伤及血管和神经。留针时，不可做屈腕动作。

阴郄 Yīnxì HT6 郄穴

定位／前臂掌面，腕横纹上 0.5 寸，尺侧腕屈肌腱桡侧缘。

主治／心痛，惊悸；骨蒸盗汗；吐血，衄血；暴喑。

操作／直刺 0.2～0.5 寸；可灸。不宜深刺，以免伤及血管和神经。留针时，不可做屈腕动作。

神门 Shénmén HT7 输穴；原穴

定位／腕部，腕横纹尺侧，尺侧腕屈肌腱桡侧缘。

主治／心痛、心烦、惊悸、怔忡、健忘、失眠、痴呆、癫狂痫等心与神志病症；胸胁痛。

操作／直刺 0.2～0.4 寸；可灸。

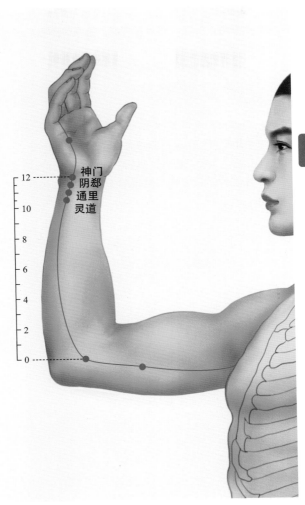

心经

神门
阴郄
通里
灵道

少府　Shàofǔ　HT8　荥穴

定位／手掌面，第四、五掌骨之间，握拳时小指尖所指处
　　　即是。

主治／心悸，胸痛；小指挛痛。

操作／直刺 0.3 ～ 0.5 寸；可灸。

少冲　Shàochōng　HT9　井穴

定位／小指桡侧指甲根角侧后方 0.1 寸（指寸）。

主治／心悸，心痛，癫狂；热病，昏迷；胸胁痛。

操作／斜刺 0.1 ～ 0.3 寸，或点刺出血；可灸。

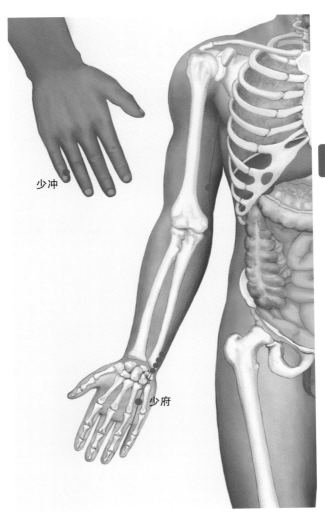

少冲

心经

少府

六、手太阳小肠经穴

手太阳小肠经（SI）起于少泽，止于听宫，左右各 19 穴，分布于上肢背面尺侧、肩胛、颈、面部。本经腧穴主治头面五官病、热病、神志病，以及经脉循行部位的其他病症。

少泽 Shàozé SI1 井穴
定位／小指尺侧指甲根角侧后方 0.1 寸（指寸）。
主治／头痛，目翳，咽喉肿痛；耳鸣，耳聋；乳痈，乳少；昏迷，热病。
操作／浅刺 0.1 ～ 0.2 寸，或点刺出血；可灸。孕妇慎用。

前谷 Qiángǔ SI2 荥穴
定位／微握拳，第五掌指关节前，尺侧，掌指横纹头赤白肉际处。
主治／头项痛，目痛，耳鸣，咽喉肿痛；热病；乳痈，乳少。
操作／直刺 0.2 ～ 0.4 寸；可灸。

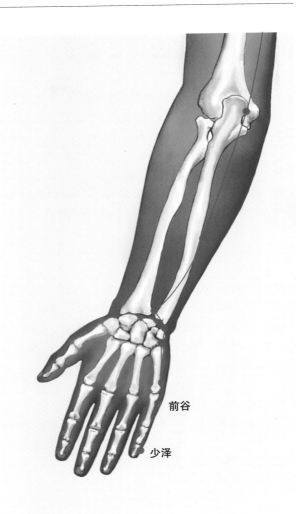

前谷

少泽

小
肠
经

后溪 Hòuxī SI3 输穴；八脉交会穴（通督脉）

定位／微握拳，第五掌指关节后，尺侧，掌横纹头赤白肉际处。

主治／头项强痛，腰背痛，手指及肘臂挛痛；耳聋，目赤；癫狂痫；盗汗。

操作／直刺 0.5～0.8 寸；可灸。

腕骨 Wàngǔ SI4 原穴

定位／第五掌骨基底与三角骨之间的赤白肉际凹陷处。

主治／指挛腕痛，头项强痛；耳鸣，目翳，黄疸；热病，消渴。

操作／直刺 0.3～0.5 寸；可灸。

阳谷 Yánggǔ SI5 经穴

定位／手腕尺侧，尺骨茎突与三角骨之间的凹陷处。

主治／颈颔肿，臂外侧痛，腕痛；头痛，目眩，耳鸣，耳聋；热病，癫狂痫。

操作／直刺 0.3～0.5 寸；可灸。

养老 Yǎnglǎo SI6 郄穴

定位／前臂背面尺侧，以手掌面向胸，尺骨头桡侧近端凹陷中。

主治／目视不明；肩、背、肘、臂酸痛。

操作／斜刺 0.3～0.5 寸；可灸。

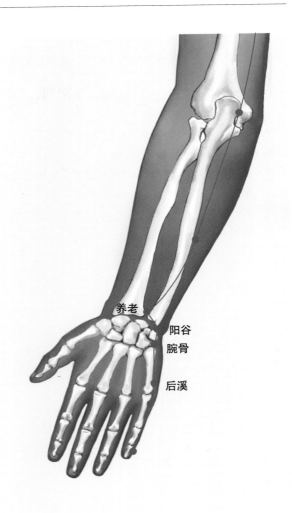

养老

阳谷

腕骨

后溪

小肠经

支正 Zhīzhèng SI7 络穴

定位／前臂背面尺侧，腕横纹上 5 寸，尺骨尺侧与尺侧腕屈肌之间。

主治／头痛，目眩；项强，肘臂酸痛；热病；癫狂。

操作／直刺 0.3 ～ 0.5 寸；可灸。

小海 Xiǎohǎi SI8 合穴

定位／肘内侧，微屈肘，尺骨鹰嘴与肱骨内上髁之间的凹陷处。

主治／肘臂疼痛，麻木；癫痫。

操作／直刺 0.2 ～ 0.3 寸；可灸。

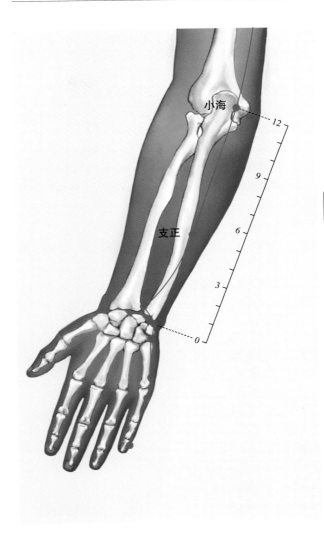

小肠经

肩贞　Jiānzhēn　SI9

定位／肩关节后下方，臂内收时，腋后纹头上 1 寸。

主治／肩臂疼痛，上肢不遂；瘰疬；耳鸣。

操作／直刺 0.5 ～ 1 寸；可灸。不宜向胸侧深刺。

臑俞　Nàoshù　SI10

定位／肩部，臂内收，腋后纹头直上，肩胛冈下缘凹陷中。

主治／肩臂疼痛，肩不举；瘰疬。

操作／直刺或斜刺 0.5 ～ 1 寸；可灸。不宜向胸侧深刺。

天宗　Tiānzōng　SI11

定位／肩胛骨冈下窝中央凹陷处，肩胛冈中点与肩胛下角
　　　连线的上 1/3 折点处即是。

主治／肩胛疼痛，肘臂外后侧痛；咳喘；乳痈。

操作／直刺或斜刺 0.4 ～ 0.7 寸；可灸。遇到阻力不可强
　　　行进针。

秉风　Bǐngfēng　SI12

定位／肩胛冈中点上方，冈上窝中央。

主治／肩胛疼痛，上肢酸麻。

操作／直刺或斜刺 0.3 ～ 0.5 寸；可灸。不宜向胸部深刺。

曲垣　Qūyuán　SI13

定位／肩胛冈内侧端上缘凹陷中。

主治／肩背疼痛。

操作／直刺或斜刺 0.3 ～ 0.5 寸；可灸。不宜向胸部深刺。

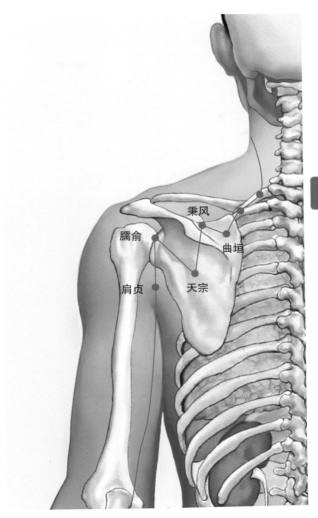

秉风

臑俞

曲垣

肩贞

天宗

肩外俞　Jiānwàishù　SI14

定位／背部，第一胸椎棘突下，后正中线旁开3寸。

主治／肩背疼痛，颈项强急。

操作／斜刺0.3～0.5寸；可灸。不宜深刺。

肩中俞　Jiānzhōngshù　SI15

定位／背部，第七颈椎棘突下，后正中线旁开2寸。

主治／咳嗽，气喘；肩背疼痛。

操作／斜刺0.3～0.5寸；可灸。不宜深刺。

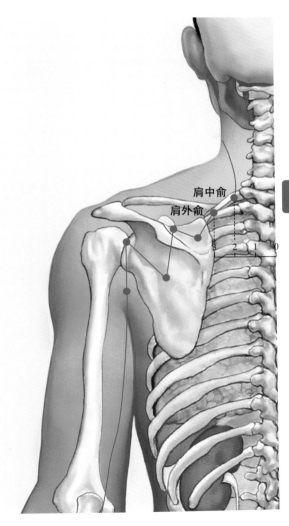

肩中俞

肩外俞

3 2 1 0

天窗　Tiānchuāng　SI16

定位／颈外侧，横平喉结，胸锁乳突肌后缘。

主治／耳鸣，耳聋；咽喉肿痛，暴喑；颈项强痛。

操作／直刺 0.3 ～ 0.5 寸；可灸。

天容　Tiānróng　SI17

定位／颈外侧，下颌角后方，胸锁乳突肌前缘凹陷中。

主治／耳鸣，耳聋；咽喉肿痛；头痛，颈项强痛；瘿气，
　　　瘰疬。

操作／避开血管，直刺 0.3 ～ 0.5 寸；可灸。

颧髎　Quánliáo　SI18

定位／面部，目外眦直下，颧骨下缘凹陷中。

主治／口眼㖞斜，眼睑瞤动，齿痛，颊肿，三叉神经痛。

操作／直刺 0.3 ～ 0.5 寸；可灸。

听宫　Tīnggōng　SI19

定位／耳屏正中与下颌骨髁状突之间，张口时呈凹陷处。

主治／耳鸣、耳聋、聤耳等耳疾；齿痛。

操作／张口，直刺 0.3 ～ 0.5 寸；可灸。留针时应保持一
　　　定的张口姿势。

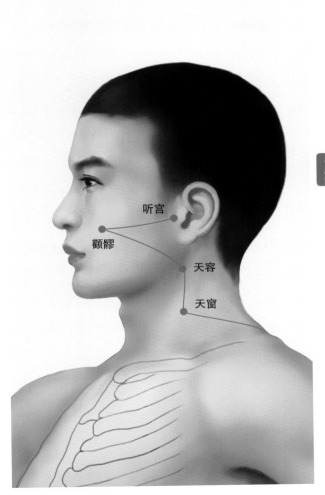

听宫

颧髎

天容

天窗

七、足太阳膀胱经穴

足太阳膀胱经（BL）起于睛明，止于至阴，左右各 67 穴，分布于目、头项、背腰、下肢后侧。本经腧穴主治头面五官病，项、背、腰、下肢病症及神志病；位于背部两条侧线的背俞穴及其他腧穴主治相应的脏腑病症和有关的组织器官病症。

睛明　Jīngmíng　BL1
定位／面部，目内眦内上方眶内侧壁凹陷中。
主治／目赤肿痛、流泪、视物不明等目疾；急性腰扭伤。
操作／患者闭目，医者左手轻推患者眼球向外侧固定，右
　　　　手缓慢进针，紧靠眶缘直刺 0.2 ～ 0.5 寸，不捻转，
　　　　不提插（或只作轻微的捻转和提插）；禁灸。

攒竹　Cuánzhú　BL2
定位／面部，眉头凹陷中，额切迹处。
主治／头痛，眉棱骨痛；眼睑瞤动，眼睑下垂，口眼㖞斜，
　　　　目视不明，流泪，目赤肿痛；呃逆；急性腰扭伤。
操作／平刺 0.2 ～ 0.5 寸；禁灸。

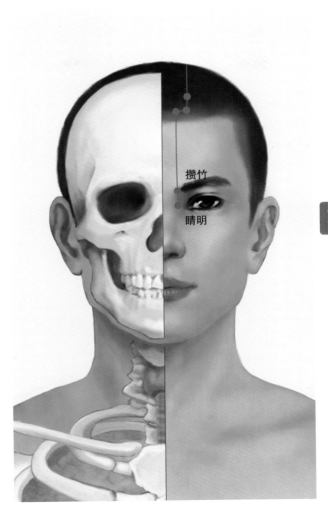

攒竹

睛明

膀胱经

眉冲　Méichōng　BL3

定位／头部，攒竹（BL2）直上，入发际 0.5 寸。

主治／头痛，目眩；鼻塞，鼻衄。

操作／平刺 0.2 ～ 0.5 寸；禁灸。

曲差　Qǔchā　BL4

定位／头部，前发际正中直上 0.5 寸，旁开 1.5 寸。

主治／头痛，目眩；鼻塞，鼻衄。

操作／平刺 0.2 ～ 0.5 寸；禁灸。

五处　Wǔchù　BL5

定位／头部，前发际正中直上 1 寸，旁开 1.5 寸。

主治／头痛，目眩；癫痫。

操作／平刺 0.2 ～ 0.5 寸。

承光　Chéngguāng　BL6

定位／头部，前发际正中直上 2.5 寸，旁开 1.5 寸。

主治／头痛，目眩，目视不明；鼻塞。

操作／平刺 0.2 ～ 0.5 寸；可灸。

通天　Tōngtiān　BL7

定位／头部，前发际正中直上 4 寸，旁开 1.5 寸。

主治／头痛，眩晕；鼻塞，鼻衄，鼻渊。

操作／平刺 0.2 ～ 0.6 寸；可灸。

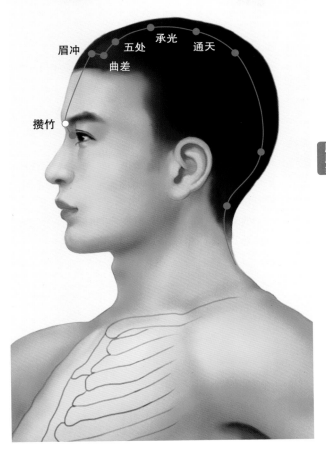

眉冲

五处　承光　通天

曲差

攒竹

络却 Luòquè BL8

定位／头部，前发际正中直上 5.5 寸，旁开 1.5 寸。

主治／头晕，目视不明，耳鸣。

操作／平刺 0.2 ～ 0.5 寸；可灸。

玉枕 Yùzhěn BL9

定位／头部，横平枕外隆凸上缘，后发际正中旁开 1.3 寸。

主治／头项痛；目痛；鼻塞。

操作／平刺 0.3 ～ 0.5 寸；可灸。

天柱 Tiānzhù BL10

定位／项部，横平第二颈椎棘突上缘，斜方肌外缘凹陷中。

主治／后头痛，眩晕，项强，肩背痛；鼻塞，目视不明；
　　　癫狂痫。

操作／直刺或斜刺 0.3 ～ 0.7 寸；可灸。不可向内上方深刺，
　　　以免伤及延髓。

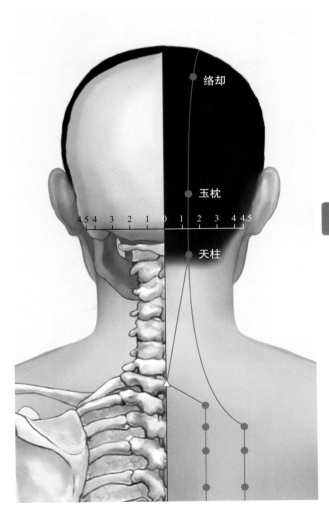

络却

玉枕

4.5 4 3 2 1 0 1 2 3 4 4.5

天柱

大杼　Dàzhù　BL11　骨会

定位／背部，第一胸椎棘突下，后正中线旁开 1.5 寸。

主治／咳嗽，发热；头痛，项强，肩背痛。

操作／斜刺 0.3 ～ 0.8 寸；可灸。注意：本经背部诸穴，
　　　　不宜深刺，以免伤及内部重要脏器。

风门　Fēngmén　BL12

定位／背部，第二胸椎棘突下，后正中线旁开 1.5 寸。

主治／感冒，咳嗽，发热，头痛；项强，胸背痛。

操作／斜刺 0.3 ～ 0.8 寸；可灸。

肺俞　Fèishù　BL13　肺背俞穴

定位／背部，第三胸椎棘突下，后正中线旁开 1.5 寸。

主治／咳嗽、气喘、咯血等肺疾；骨蒸潮热，盗汗；瘾疹，
　　　　皮肤瘙痒。

操作／斜刺 0.3 ～ 0.8 寸；可灸。

厥阴俞　Juéyīnshù　BL14　心包背俞穴

定位／背部，第四胸椎棘突下，后正中线旁开 1.5 寸。

主治／心痛，心悸；咳嗽，胸闷；呕吐。

操作／斜刺 0.3 ～ 0.8 寸；可灸。

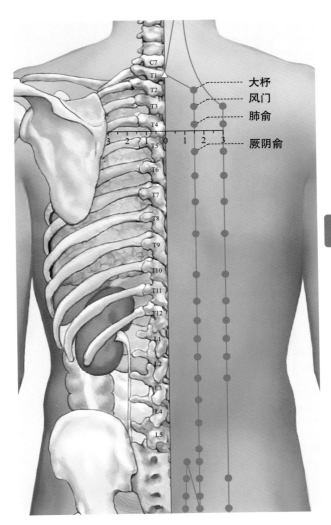

大杼

风门

肺俞

厥阴俞

膀胱经

心俞　Xīnshù　BL15　心背俞穴

定位／背部，第五胸椎棘突下，后正中线旁开 1.5 寸。

主治／心痛、惊悸、失眠、健忘、癫痫等心与神志病变；
　　　咳嗽，吐血；盗汗，遗精。

操作／斜刺 0.3 ～ 0.8 寸；可灸。

督俞　Dūshù　BL16

定位／背部，第六胸椎棘突下，后正中线旁开 1.5 寸。

主治／心痛，胸闷；寒热，气喘；腹痛，腹胀，胃痛，呃逆。

操作／斜刺 0.3 ～ 0.8 寸；可灸。

膈俞　Géshù　BL17　血会

定位／背部，第七胸椎棘突下，后正中线旁开 1.5 寸。

主治／呕吐、呃逆、气喘、吐血等上逆之症；瘾疹，皮肤
　　　瘙痒；潮热，盗汗；瘀血诸症。

操作／斜刺 0.3 ～ 0.8 寸；可灸。

肝俞　Gānshù　BL18　肝背俞穴

定位／背部，第九胸椎棘突下，后正中线旁开 1.5 寸。

主治／肝疾，胁痛，目疾；癫狂痫；脊背痛。

操作／斜刺 0.5 ～ 0.8 寸；可灸。

胆俞　Dǎnshù　BL19　胆背俞穴

定位／背部，第十胸椎棘突下，后正中线旁开 1.5 寸。

主治／肝胆疾患。

操作／斜刺 0.5 ～ 0.8 寸；可灸。

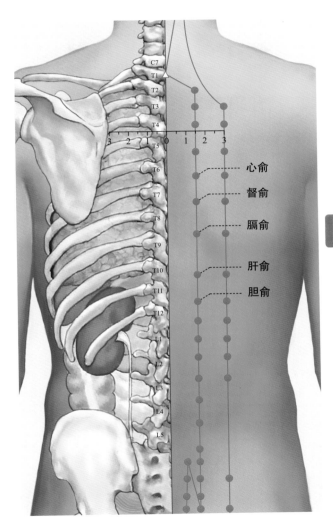

心俞

督俞

膈俞

肝俞

胆俞

膀胱经

脾俞 Píshù BL20 脾背俞穴

定位 / 背部，第十一胸椎棘突下，后正中线旁开 1.5 寸。

主治 / 腹胀、纳呆、呕吐、腹泻、痢疾、便血、水肿等脾
胃疾患；背痛。

操作 / 斜刺 0.5 ～ 0.8 寸；可灸。

胃俞 Wèishù BL21 胃背俞穴

定位 / 背部，第十二胸椎棘突下，后正中线旁开 1.5 寸。

主治 / 胃脘痛、呕吐、腹胀、肠鸣等胃肠病。

操作 / 斜刺 0.3 ～ 0.6 寸；可灸。

三焦俞 Sānjiāoshù BL22 三焦背俞穴

定位 / 腰部，第一腰椎棘突下，后正中线旁开 1.5 寸。

主治 / 小便不利，水肿；肠鸣、腹胀、呕吐、腹泻、痢疾
等脾胃疾患；腰背强痛。

操作 / 直刺 0.6 ～ 0.8 寸；可灸。

肾俞 Shènshù BL23 肾背俞穴

定位 / 腰部，第二腰椎棘突下，后正中线旁开 1.5 寸。

主治 / 腰痛；遗尿、遗精、阳痿、月经不调、带下等生殖、
泌尿系统疾患；耳鸣，耳聋；咳喘。

操作 / 直刺 0.8 ～ 1.2 寸；可灸。

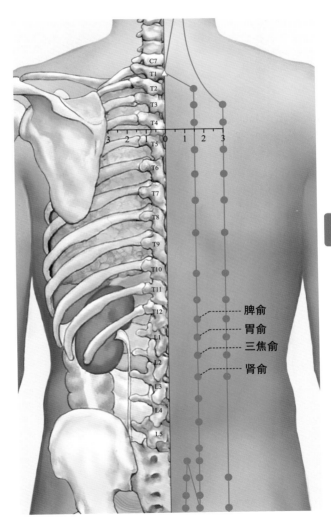

脾俞

胃俞

三焦俞

肾俞

膀胱经

气海俞 Qìhǎishù BL24

定位／腰部，第三腰椎棘突下，后正中线旁开 1.5 寸。

主治／肠鸣，腹胀；痛经，腰痛。

操作／直刺 0.8 ～ 1.2 寸；可灸。

大肠俞 Dàchángshù BL25 大肠背俞穴

定位／腰部，第四腰椎棘突下，后正中线旁开 1.5 寸。

主治／腰腿痛；腹胀，腹泻，便秘。

操作／直刺 0.8 ～ 1.2 寸；可灸。

关元俞 Guānyuánshù BL26

定位／腰部，第五腰椎棘突下，后正中线旁开 1.5 寸。

主治／腹胀，腹泻；腰骶痛；小便频数或不利，遗尿。

操作／直刺 0.8 ～ 1.2 寸；可灸。

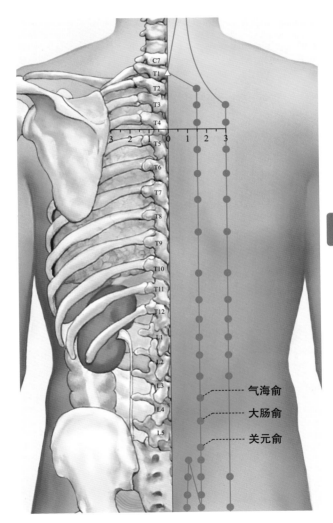

气海俞

大肠俞

关元俞

膀胱经

小肠俞 Xiǎochángshù BL27 小肠背俞穴

定位／骶部，横平第一骶后孔，骶正中嵴旁开 1.5 寸。

主治／遗精，遗尿，尿血，尿痛，带下；腹泻，痢疾，疝气；腰骶痛。

操作／直刺 0.8 ～ 1.2 寸；可灸。

膀胱俞 Pángguāngshù BL28 膀胱背俞穴

定位／骶部，横平第二骶后孔，骶正中嵴旁开 1.5 寸。

主治／小便不利，遗尿；腰骶痛；腹泻，便秘。

操作／直刺 0.8 ～ 1.2 寸；可灸。

中膂俞 Zhōnglǚshù BL29

定位／骶部，横平第三骶后孔，骶正中嵴旁开 1.5 寸。

主治／腹泻；疝气；腰骶痛。

操作／直刺 0.8 ～ 1.2 寸；可灸。

白环俞 Báihuánshù BL30

定位／骶部，横平第四骶后孔，骶正中嵴旁开 1.5 寸。

主治／遗尿，遗精；月经不调，带下；疝气；腰骶痛。

操作／直刺 0.8 ～ 1.2 寸；可灸。

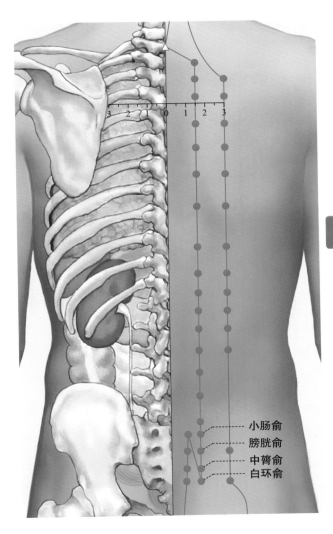

膀胱经

小肠俞
膀胱俞
中膂俞
白环俞

上髎 Shàngliáo BL31

定位／骶部，正对第一骶后孔。

主治／大小便不利；月经不调，带下，子宫脱垂；遗精，阳痿；腰骶痛。

操作／直刺 0.6 ～ 1 寸；可灸。

次髎 Cìliáo BL32

定位／骶部，正对第二骶后孔。

主治／月经不调、痛经、带下等妇科疾患；小便不利；遗精；疝气；腰骶痛，下肢痿痹。

操作／直刺 0.6 ～ 1 寸；可灸。

中髎 Zhōngliáo BL33

定位／骶部，正对第三骶后孔。

主治／便秘，腹泻；小便不利；月经不调，带下；腰骶痛。

操作／直刺 0.6 ～ 1 寸；可灸。

下髎 Xiàliáo BL34

定位／骶部，正对第四骶后孔。

主治／腹痛，便秘；小便不利；带下；腰骶痛。

操作／直刺 0.6 ～ 1 寸；可灸。

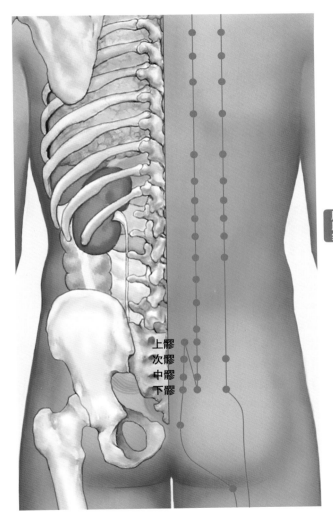

上髎
次髎
中髎
下髎

会阳 Huìyáng BL35

定位／骶部，尾骨端旁开 0.5 寸。

主治／痔疮，腹泻；阳痿，带下。

操作／直刺 0.6 ～ 1 寸；可灸。

承扶 Chéngfú BL36

定位／大腿后面，臀横纹中点处。

主治／腰、骶、臀、股部疼痛；痔疮。

操作／直刺 0.8 ～ 1.5 寸；可灸。

殷门 Yīnmén BL37

定位／大腿后面，承扶（BL36）与委中（BL40）连线上，
　　　承扶（BL36）下 6 寸。

主治／腰痛，下肢痿痹。

操作／直刺 0.8 ～ 1.5 寸；可灸。

浮郄 Fúxì BL38

定位／腘横纹外侧，委阳（BL39）上 1 寸，股二头肌肌
　　　腱内侧缘。

主治／股腘部挛痛、麻木；便秘。

操作／直刺 0.5 ～ 1 寸；可灸。

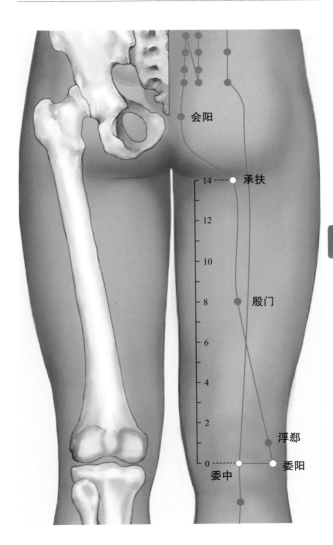

会阳

承扶

14

12

10

8 殷门

6

4

2

浮郄

委阳

0

委中

委阳 Wěiyáng BL39 三焦下合穴

定位／腘横纹上，股二头肌肌腱内侧缘。

主治／腹满，水肿，小便不利；腰脊强痛，腿足挛痛。

操作／直刺 0.5 ～ 0.8 寸；可灸。

委中 Wěizhōng BL40 合穴；膀胱下合穴

定位／腘横纹中点，股二头肌肌腱与半腱肌肌腱中间。

操作／腰背痛，下肢痿痹；腹痛，急性吐泻；小便不利，
　　　遗尿，丹毒，风疹，皮肤瘙痒。

操作／直刺 0.5 ～ 1.2 寸，或点刺出血；可灸。

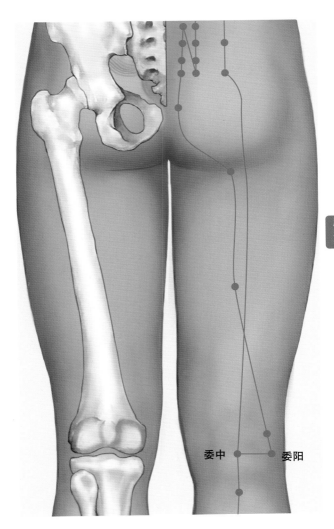

膀胱经

委中　　委阳

附分 Fùfēn BL41

定位／背部，第二胸椎棘突下，后正中线旁开 3 寸。

主治／颈项强痛，肩背拘急，肘臂麻木。

操作／斜刺 0.5 ～ 0.8 寸；可灸。

魄户 Pòhù BL42

定位／背部，第三胸椎棘突下，后正中线旁开 3 寸。

主治／咳嗽，气喘，肺痨；项强，肩背痛。

操作／斜刺 0.5 ～ 0.8 寸；可灸。

膏肓 Gāohuāng BL43

定位／背部，第四胸椎棘突下，后正中线旁开 3 寸。

主治／咳嗽、气喘、肺痨等肺虚病症；肩胛痛；虚劳诸疾。

操作／斜刺 0.5 ～ 0.8 寸；可灸。

神堂 Shéntáng BL44

定位／背部，第五胸椎棘突下，后正中线旁开 3 寸。

主治／心悸，心痛；咳嗽，气喘，胸闷；脊背强痛。

操作／斜刺 0.5 ～ 0.8 寸；可灸。

譩譆 Yīxī BL45

定位／背部，第六胸椎棘突下，后正中线旁开 3 寸。

主治／咳嗽，气喘；肩背痛；热病。

操作／斜刺 0.5 ～ 0.8 寸；可灸。

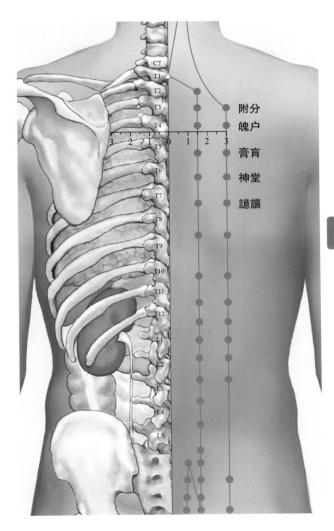

附分
魄户
膏肓
神堂
譩譆

膀胱经

膈关　Géguān　BL46

定位／背部，第七胸椎棘突下，后正中线旁开3寸。

主治／胸闷、嗳气、呕吐等气上逆病症；脊背强痛。

操作／斜刺0.5～0.8寸；可灸。

魂门　Húnmén　BL47

定位／背部，第九胸椎棘突下，后正中线旁开3寸。

主治／胸胁痛，背痛；呕吐，腹泻。

操作／斜刺0.5～0.8寸；可灸。

阳纲　Yánggāng　BL48

定位／背部，第十胸椎棘突下，后正中线旁开3寸。

主治／肠鸣，腹痛，腹泻；黄疸；消渴。

操作／斜刺0.5～0.8寸；可灸。

意舍　Yìshè　BL49

定位／背部，第十一胸椎棘突下，后正中线旁开3寸。

主治／腹胀，肠鸣，呕吐，腹泻。

操作／斜刺0.5～0.8寸；可灸。

胃仓　Wèicāng　BL50

定位／背部，第十二胸椎棘突下，后正中线旁开3寸。

主治／胃脘痛，腹胀，小儿食积；水肿；背脊痛。

操作／斜刺0.5～0.8寸；可灸。

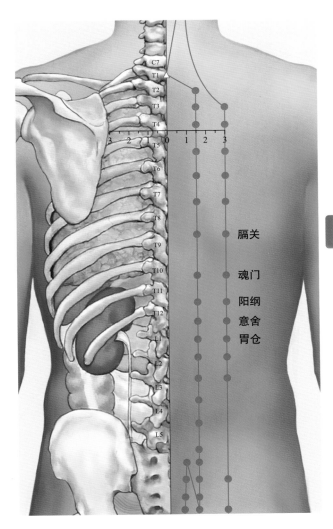

膈关

魂门

阳纲

意舍

胃仓

膀胱经

肓门 Huāngmén BL51

定位／腰部，第一腰椎棘突下，后正中线旁开 3 寸。

主治／腹痛，痞块，便秘；乳疾。

操作／直刺 0.5 ～ 0.8 寸；可灸。

志室 Zhìshì BL52

定位／腰部，第二腰椎棘突下，后正中线旁开 3 寸。

主治／遗精，阳痿；小便不利，水肿；腰脊强痛。

操作／直刺 0.5 ～ 0.8 寸；可灸。

胞肓 Bāohuāng BL53

定位／臀部，平第二骶后孔，骶正中嵴旁开 3 寸。

主治／肠鸣，腹胀，便秘；癃闭；腰脊强痛。

操作／直刺 0.5 ～ 0.8 寸；可灸。

秩边 Zhìbiān BL54

定位／臀部，平第四骶后孔，骶正中嵴旁开 3 寸。

主治／腰骶痛，下肢痿痹；小便不利，便秘，痔疮。

操作／直刺 1.2 ～ 1.4 寸；可灸。

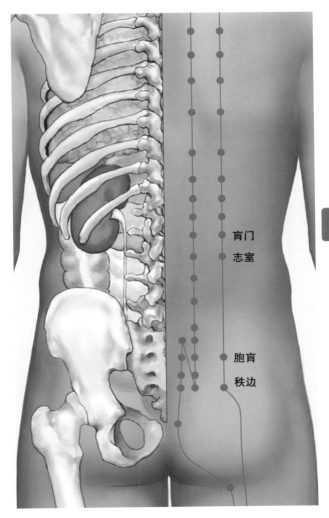

盲门

志室

胞盲

秩边

合阳 Héyáng BL55

定位／小腿后面，委中（BL40）与承山（BL57）连线上，
　　　委中（BL40）直下 2 寸，腓肠肌内外侧头之间。

主治／腰脊强痛，下肢痿痹；疝气；崩漏。

操作／直刺 0.5 ～ 1.2 寸；可灸。

承筋 Chéngjīn BL56

定位／小腿后面，合阳（BL55）与承山（BL57）连线的中点，
　　　腓肠肌肌腹中央，委中（BL40）下 5 寸。

主治／腰腿拘急、疼痛；痔疮。

操作／直刺 0.5 ～ 1.2 寸；可灸。

承山 Chéngshān BL57

定位／小腿后面，腓肠肌两肌腹与肌腱交角处的凹陷中。

主治／腰腿拘急、疼痛；痔疮，便秘。

操作／直刺 0.5 ～ 1.2 寸；可灸。不宜做过强的刺激，以
　　　免引起腓肠肌痉挛。

飞扬 Fēiyáng BL58　　络穴

定位／小腿后面，昆仑（BL60）直上 7 寸，承山（BL57）
　　　外下方 1 寸处。

主治／头痛，目眩，鼻塞，鼻衄；腰腿疼痛；痔疮。

操作／直刺 0.5 ～ 1.2 寸；可灸。

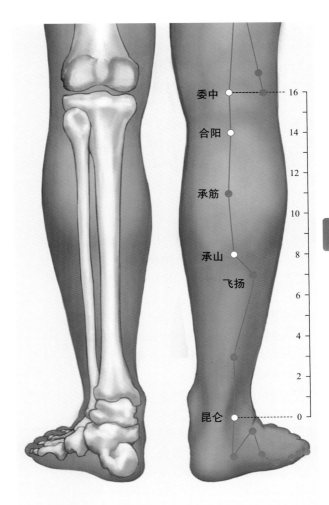

委中

合阳

承筋

承山

飞扬

昆仑

16

14

12

10

8

6

4

2

0

膀胱经

跗阳　Fūyáng　BL59　　阳跷脉郄穴

定位／小腿后面，昆仑（BL60）直上 3 寸，腓骨与跟腱之间。

主治／腰骶痛，下肢痿痹，外踝肿痛；头痛，头重。

操作／直刺 0.5 ～ 0.8 寸；可灸。

昆仑　Kūnlún　BL60　　经穴

定位／外踝后方，外踝尖与跟腱之间的凹陷处。

主治／后头痛，项强；腰骶疼痛，足踝肿痛；癫痫；滞产。

操作／直刺 0.5 ～ 0.8 寸；可灸。孕妇禁用，经期慎用。

仆参　Púcān　BL61

定位／足外侧，昆仑（BL60）直下，跟骨外侧，赤白肉际处。

主治／下肢痿痹，足跟痛；癫痫。

操作／直刺 0.2 ～ 0.3 寸；可灸。

申脉　Shēnmài　BL62　　八脉交会穴（通阳跷脉）

定位／外踝尖直下，外踝下缘与跟骨之间的凹陷中。

主治／头痛，眩晕；癫狂痫，失眠；腰腿酸痛；目赤痛，
　　　　眼睑下垂。

操作／直刺 0.3 ～ 0.5 寸；可灸。

金门　Jīnmén　BL63　　郄穴

定位／足外侧，外踝前缘直下，第五跖骨粗隆后方，骰骨
　　　　下缘凹陷中。

主治／头痛，腰痛，下肢痿痹，外踝痛；癫痫，小儿惊风。

操作／直刺 0.3 ～ 0.5 寸；可灸。

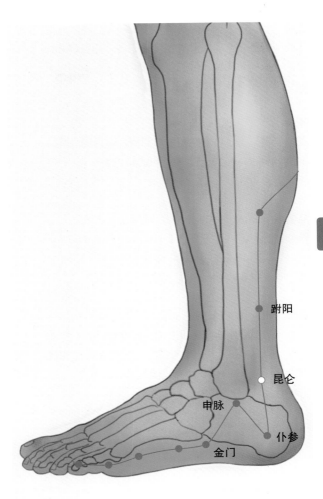

跗阳

昆仑

申脉

仆参

金门

京骨 Jīnggǔ BL64 原穴

定位／足外侧，第五跖骨粗隆前下方，赤白肉际处。

主治／头痛，项强，腰痛；癫痫。

操作／直刺 0.3 ～ 0.5 寸；可灸。

束骨 Shùgǔ BL65 输穴

定位／足外侧，第五跖趾关节后缘，赤白肉际处。

主治／头痛，项强，目眩；腰腿痛；癫狂。

操作／直刺 0.1 ～ 0.2 寸；可灸。

足通谷 Zútōnggǔ BL66 荥穴

定位／足外侧，第五跖趾关节前缘，赤白肉际处。

主治／头痛，项强；鼻衄；癫狂。

操作／直刺 0.1 ～ 0.2 寸；可灸。

至阴 Zhìyīn BL67 井穴

定位／足小趾外侧，趾甲根角侧后方 0.1 寸（指寸）。

主治／胎位不正，滞产；头痛，目痛；鼻塞，鼻衄。

操作／斜刺 0.1 ～ 0.2 寸，或点刺出血；可灸。

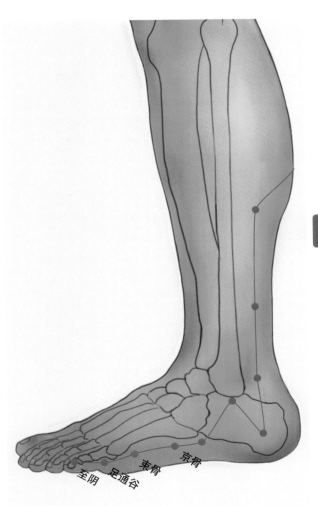

至阴 足通谷 束骨 京骨

八、足少阴肾经穴

足少阴肾经（KI）起于涌泉，止于俞府，左右各 27 穴，分布于下肢内侧面、胸腹第一侧线。本经腧穴主治妇科病、前阴病、肾以及与肾有关的肺、心、肝、脑病，咽喉、舌等经脉循行经过部位的其他病症。

涌泉　Yǒngquán　KI1　井穴：急救要穴
定位／足底，屈足蜷趾时，足心最凹陷处。
主治／昏厥，小儿惊风；头痛，头晕，失眠；咳血，咽喉肿痛；大便难，小便不利；足心热。
操作／直刺 0.3～0.5 寸；可灸。

然谷　Rángǔ　KI2　荥穴
定位／内踝前下方，足舟骨粗隆下缘，赤白肉际处。
主治／月经不调，阴痒；遗精，阳痿；消渴，腹泻。
操作／直刺 0.5～0.8 寸；可灸。

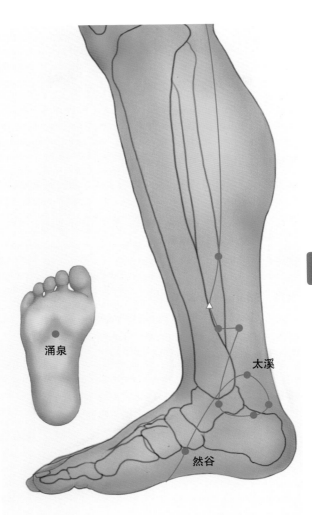

肾经

涌泉

太溪

然谷

太溪 Tàixī KI3 输穴；原穴

定位／足内侧，内踝尖与跟腱之间的凹陷中。

主治／失眠，健忘；耳鸣，耳聋；咳喘；消渴，小便频数，
便秘；月经不调，遗精，阳痿；腰脊痛，下肢厥冷，
足跟痛。

操作／直刺 0.5 ～ 0.8 寸；可灸。

大钟 Dàzhōng KI4 络穴

定位／足内侧，内踝后下方，跟骨上缘，跟腱附着处前缘
凹陷中。

主治／痴呆；癃闭，遗尿，便秘；月经不调；咳血，气喘；
腰脊强痛，足跟痛。

操作／直刺 0.5 ～ 0.8 寸；可灸。

水泉 Shuǐquán KI5 郄穴

定位／太溪（KI3）直下 1 寸，跟骨结节内侧凹陷中。

主治／月经不调，痛经，闭经，子宫脱垂；小便不利。

操作／直刺 0.3 ～ 0.6 寸；可灸。

照海 Zhàohǎi KI6 八脉交会穴（通阴跷脉）

定位／足内侧，内踝尖直下，内踝下缘凹陷处。

主治／失眠，嗜卧；月经不调，带下；小便频数，癃闭。

操作／直刺 0.5 ～ 0.8 寸；可灸。

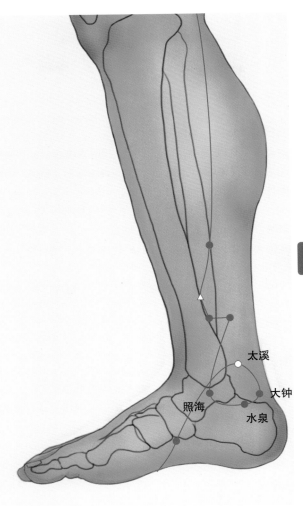

太溪

大钟

照海

水泉

复溜 Fùliū KI7 经穴

定位／小腿内侧，内踝尖上 2 寸，跟腱前缘。

主治／水肿，无汗或多汗；腹胀，腹泻；腰脊强痛，下肢痿痹。

操作／直刺 0.5 ～ 0.8 寸；可灸。

交信 Jiāoxìn KI8 阴跷脉郄穴

定位／小腿内侧，内踝尖上 2 寸，胫骨内侧缘后际凹陷中。

主治／月经不调，崩漏；疝气；五淋；腹泻，便秘，痢疾。

操作／直刺 0.5 ～ 0.8 寸；可灸。

筑宾 Zhùbīn KI9 阴维脉郄穴

定位／小腿内侧，太溪（KI3）直上 5 寸，比目鱼肌与跟腱之间。

主治／癫狂；疝气；呕吐涎沫，吐舌；小腿内侧痛；阳痿，崩漏。

操作／直刺 0.6 ～ 1.2 寸；可灸。

阴谷 Yīngǔ KI10 合穴

定位／腘窝内侧，腘横纹上，半腱肌肌腱外侧缘。

主治／癫狂；阳痿，月经不调，崩漏，小便不利；膝股内侧痛。

操作／直刺 0.8 ～ 1.2 寸；可灸。

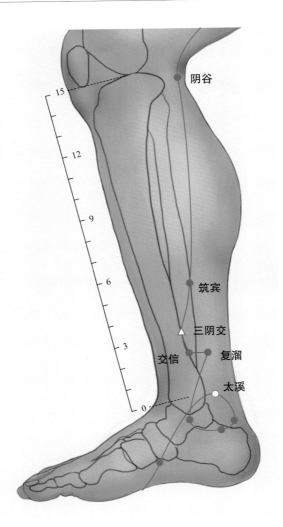

阴谷

15

12

9

6

3

0

肾经

筑宾

△三阴交

复溜

交信

太溪

横骨 Hénggǔ KI11

定位／下腹部，脐中下 5 寸，前正中线旁开 0.5 寸。

主治／少腹胀痛；小便不利，遗尿，遗精，阳痿。

操作／直刺 0.8 ～ 1.2 寸；可灸。

大赫 Dàhè KI12

定位／下腹部，脐中下 4 寸，前正中线旁开 0.5 寸。

主治／遗精，阳痿，带下。

操作／直刺 0.8 ～ 1.5 寸；可灸。

气穴 Qìxué KI13

定位／下腹部，脐中下 3 寸，前正中线旁开 0.5 寸。

主治／月经不调，带下；小便不利，腹泻。

操作／直刺 0.8 ～ 1.2 寸；可灸。

四满 Sìmǎn KI14

定位／下腹部，脐中下 2 寸，前正中线旁开 0.5 寸。

主治／月经不调，崩漏，带下，产后恶露不尽；遗精，少腹痛；脐下积、聚、疝、瘕，水肿。

操作／直刺 0.8 ～ 1.2 寸；可灸。

中注 Zhōngzhù KI15

定位／下腹部，脐中下 1 寸，前正中线旁开 0.5 寸。

主治／月经不调，痛经；腹痛，便秘，腹泻。

操作／直刺 0.8 ～ 1.2 寸；可灸。

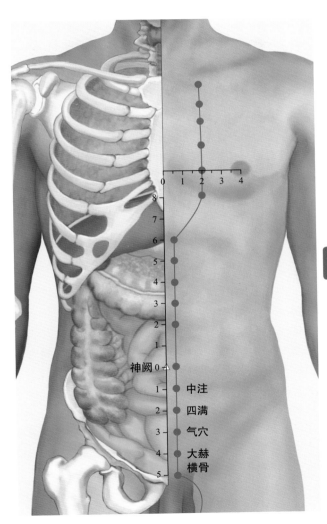

肓俞 Huāngshù KI16
定位／中腹部，横平脐中，前正中线旁开 0.5 寸。
主治／腹痛，腹胀，腹泻，便秘；月经不调；疝气。
操作／直刺 0.8 ～ 1.2 寸；可灸。

商曲 Shāngqū KI17
定位／上腹部，脐中上 2 寸，前正中线旁开 0.5 寸。
主治／胃痛，腹痛，腹胀，腹泻，便秘；腹中积聚。
操作／直刺 0.8 ～ 1.2 寸；可灸。

石关 Shíguān KI18
定位／上腹部，脐中上 3 寸，前正中线旁开 0.5 寸。
主治／胃痛，呕吐，腹痛，腹胀，便秘；不孕。
操作／直刺 0.8 ～ 1.2 寸；可灸（孕妇禁灸）。

阴都 Yīndū KI19
定位／上腹部，脐中上 4 寸，前正中线旁开 0.5 寸。
主治／胃痛，腹胀，便秘；不孕。
操作／直刺 0.8 ～ 1.2 寸；可灸。

腹通谷 Fùtōnggǔ KI20
定位／上腹部，脐中上 5 寸，前正中线旁开 0.5 寸。
主治／腹痛，腹胀，胃痛，呕吐；心痛，心悸。
操作／直刺 0.4 ～ 0.8 寸；可灸。

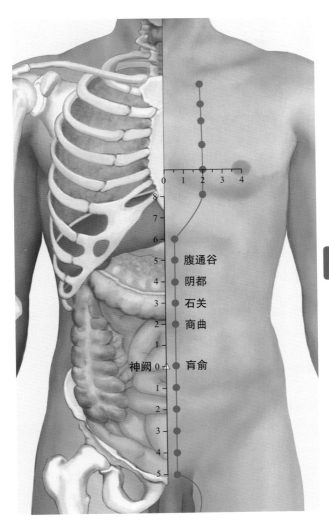

腹通谷

阴都

石关

商曲

神阙

肓俞

幽门 Yōumén KI21

定位 / 上腹部，脐中上 6 寸，前正中线旁开 0.5 寸。

主治 / 善哕，呕吐，腹痛，腹胀，腹泻。

操作 / 直刺 0.3 ～ 0.6 寸；可灸。不可向上深刺，以免伤及内脏。

步廊 Bùláng KI22

定位 / 胸部，第五肋间隙，前正中线旁开 2 寸。

主治 / 胸痛，咳嗽，气喘；乳痈。

操作 / 斜刺或平刺 0.5 ～ 0.7 寸；可灸。不可深刺，以免伤及心、肺。

神封 Shénfēng KI23

定位 / 胸部，第四肋间隙，前正中线旁开 2 寸。

主治 / 胸胁支满，咳嗽，气喘；乳痈。

操作 / 斜刺或平刺 0.5 ～ 0.7 寸；可灸。不可深刺，以免伤及心、肺。

灵墟 Língxū KI24

定位 / 胸部，第三肋间隙，前正中线旁开 2 寸。

主治 / 胸胁支满，咳嗽，气喘；乳痈。

操作 / 斜刺或平刺 0.3 ～ 0.5 寸；可灸。不可深刺，以免伤及心、肺。

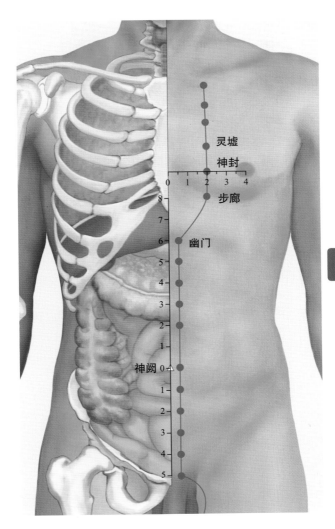

灵墟
神封
步廊
幽门
神阙

肾经

神藏　Shéncáng　KI25

定位／胸部，第二肋间隙，前正中线旁开 2 寸。

主治／胸胁支满，咳嗽，气喘，呕吐；乳痈。

操作／斜刺或平刺 0.3 ～ 0.6 寸；可灸。不可深刺，以免
　　　伤及心、肺。

彧中　Yùzhōng　KI26

定位／胸部，第一肋间隙，前正中线旁开 2 寸。

主治／胸胁支满，咳嗽，气喘。

操作／斜刺或平刺 0.3 ～ 0.6 寸；可灸。不可深刺，以免
　　　伤及心、肺。

俞府　Shùfǔ　KI27

定位／胸部，锁骨下缘，前正中线旁开 2 寸。

主治／咳嗽，气喘，胸痛。

操作／斜刺或平刺 0.3 ～ 0.6 寸；可灸。不可深刺，以免
　　　伤及心、肺。

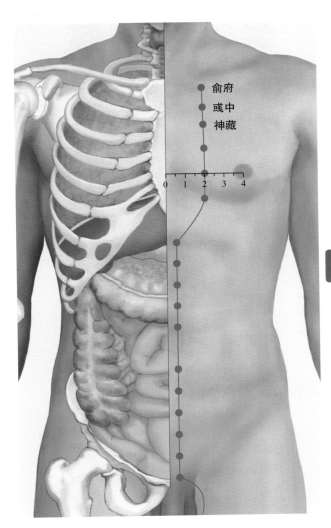

俞府

彧中

神藏

0 1 2 3 4

肾经

九、手厥阴心包经穴

手厥阴心包经（**PC**）起于天池，止于中冲，左右各 9 穴，分布于胸前、上肢掌面中间。本经腧穴主治心、胸、胃、神志病，以及经脉循行经过部位的其他病症。

天池 Tiānchí PC1
定位／胸部，第四肋间隙，前正中线旁开 5 寸。
主治／咳嗽，气喘，胸闷，胸痛，心痛；乳痈；瘰疬。
操作／斜刺 0.3～0.5 寸；可灸。不可深刺，以免伤及心、肺。

天泉 Tiānquán PC2
定位／臂内侧，腋前纹头下 2 寸，肱二头肌长短头之间。
主治／心痛；咳嗽，胸胁胀满；胸背及上臂内侧痛。
操作／直刺 0.5～0.8 寸；可灸。

曲泽 Qūzé PC3 合穴
定位／肘微屈，肘横纹中，肱二头肌肌腱尺侧缘凹陷中。
主治／心痛，心悸，善惊；胃痛，呕血，呕吐；热病；肘臂挛痛。
操作／直刺 0.8～1 寸，或点刺出血；可灸。

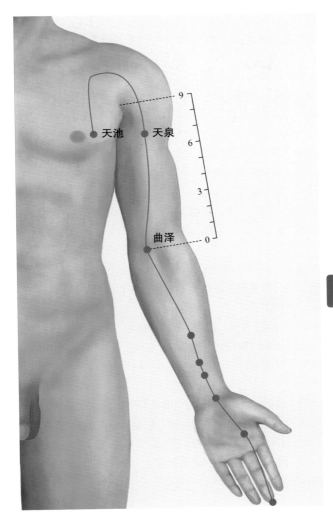

天池　天泉

曲泽

9

6

3

0

心包经

郄门　Xìmén　PC4　郄穴

定位／前臂掌侧，腕横纹上 5 寸，掌长肌腱与桡侧腕屈肌
　　　腱之间。

主治／心痛，心悸，心烦，胸痛；咳血，呕血，衄血；疔
　　　疮；癫痫。

操作／直刺 0.5 ～ 1 寸；可灸。

间使　Jiānshǐ　PC5　经穴

定位／前臂掌侧，腕横纹上 3 寸，掌长肌腱与桡侧腕屈肌
　　　腱之间。

主治／心痛，心悸；胃痛，呕吐；热病；癫狂痫；肘臂痛。

操作／直刺 0.5 ～ 1 寸；可灸。

内关　Nèiguān　PC6　络穴；八脉交会穴（通阴维脉）

定位／前臂掌侧，腕横纹上 2 寸，掌长肌腱与桡侧腕屈肌
　　　腱之间。

主治／心痛，心悸；胃痛，呕吐，呃逆；胁痛；中风；失眠，
　　　郁证，癫狂痫；偏头痛，眩晕；热病；肘臂挛痛。

操作／直刺 0.5 ～ 1 寸；可灸。

大陵　Dàlíng　PC7　输穴；原穴

定位／腕横纹中央，掌长肌腱与桡侧腕屈肌腱之间。

主治／心痛，心悸；胃痛，呕吐，口臭；胸胁满痛；喜笑
　　　悲恐，癫狂痫；臂手挛痛。

操作／直刺 0.3 ～ 0.5 寸；可灸。

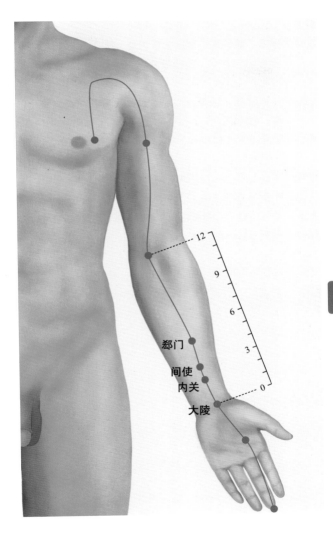

郄门

间使
内关

大陵

心包经

劳宫 Láogōng PC8 荥穴；急救要穴

定位／掌心，横平第三掌指关节近端，第二、三掌骨之间，偏于第三掌骨。简便取穴：握拳屈指时，中指尖所对处即是。

主治／中风昏迷，中暑，心痛，烦闷，癫狂痫；口疮，口臭；鹅掌风。

操作／直刺 0.3 ～ 0.5 寸；可灸。

中冲 Zhōngchōng PC9 井穴；急救要穴

定位／中指尖端的中央。

主治／中风昏迷，舌强不语，中暑，昏厥，小儿惊风；热病。

操作／浅刺 0.1 ～ 0.2 寸，或点刺出血；可灸。

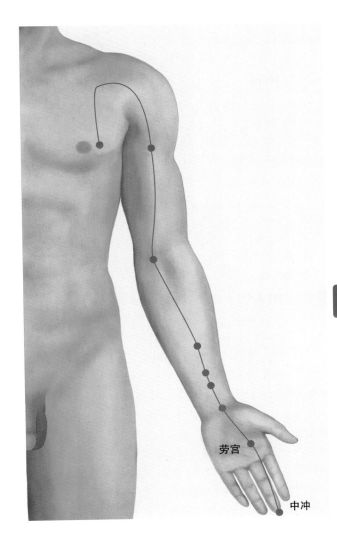

心包经

劳宫

中冲

十、手少阳三焦经穴

手少阳三焦经（TE）起于关冲，止于丝竹空，左右各 23 穴，分布于上肢背面中间、肩、颈项、侧头部。本经腧穴主治头、目、耳、颊、咽喉、胸胁病和热病，以及经脉循行经过部位的其他病症。

关冲　Guānchōng　TE1　　井穴；急救要穴
定位／无名指尺侧指甲根角侧后方 0.1 寸（指寸）。
主治／头痛，目赤，耳鸣，耳聋，喉痹，舌强；热病，中暑，昏厥。
操作／浅刺 0.1 寸，或点刺出血；可灸。

液门　Yèmén　TE2　　荥穴
定位／手背，第四、五指间，指蹼缘上方赤白肉际凹陷中。
主治／头痛，目赤，耳鸣，耳聋，喉痹；热病；手臂痛。
操作／直刺 0.3 ～ 0.5 寸；可灸。

中渚　Zhōngzhǔ　TE3　　输穴
定位／手背，第四、五掌骨间，第四掌指关节后缘凹陷中。
主治／头痛，目赤，耳鸣，耳聋，喉痹；热病，消渴；肩背，肘臂酸痛，颈项痛，手指不能屈伸。
操作／直刺 0.3 ～ 0.5 寸；可灸。

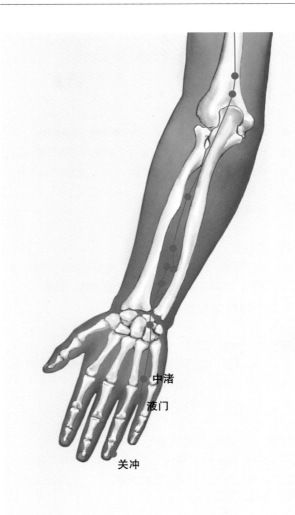

中渚

液门

关冲

阳池 Yángchí TE4 原穴

定位／腕背横纹上，指总伸肌腱尺侧缘凹陷中。

主治／目赤，耳聋；消渴，口干；腕痛，肩臂痛。

操作／直刺 0.3 ～ 0.5 寸；可灸。

外关 Wàiguān TE5 络穴；八脉交会穴（通阳维脉）

定位／前臂背侧，腕背横纹上 2 寸，尺骨与桡骨间隙中点。

主治／热病；头痛，目赤，耳鸣，耳聋；瘰疬；胁肋痛；
　　　上肢痿痹不遂。

操作／直刺 0.5 ～ 0.8 寸；可灸。

支沟 Zhīgōu TE6 经穴

定位／前臂背侧，腕背横纹上 3 寸，尺骨与桡骨间隙中点。

主治／便秘；耳鸣，耳聋，暴喑；胁肋疼痛；热病。

操作／直刺 0.5 ～ 1 寸；可灸。

会宗 Huìzōng TE7 郄穴

定位／前臂背侧，腕背横纹上 3 寸，尺骨桡侧缘。

主治／耳聋；痫证；上肢痿痹。

操作／直刺 0.5 ～ 1 寸；可灸。

三阳络 Sānyángluò TE8

定位／前臂背侧，腕背横纹上 4 寸，尺骨与桡骨间隙中点。

主治／耳聋；暴喑；齿痛；上肢痿痹。

操作／直刺 0.5 ～ 1 寸；可灸。

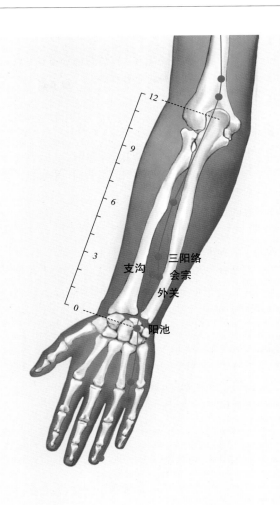

三焦经

四渎 Sìdú TE9

定位／前臂背侧，肘尖下 5 寸，尺骨与桡骨间隙中点。

主治／耳聋；暴喑；齿痛；上肢痹痛。

操作／直刺 0.5 ～ 1 寸；可灸。

天井 Tiānjǐng TE10　合穴

定位／上臂后，屈肘，肘尖上 1 寸凹陷中。

主治／耳聋；癫痫；瘰疬，瘿气；偏头痛，胁肋痛，颈项肩臂痛。

操作／直刺 0.3 ～ 0.7 寸；可灸。

清冷渊 Qīnglíngyuān TE11

定位／上臂后，肩峰角与肘尖的连线上，肘尖上 2 寸。

主治／头痛，目痛，胁痛，肩臂痛不能举。

操作／直刺 0.5 ～ 1 寸；可灸。

消泺 Xiāoluò TE12

定位／上臂后，肩峰角与肘尖的连线上，肘尖上 5 寸。

主治／头痛，项背痛，上肢痹痛。

操作／直刺 0.7 ～ 1.2 寸；可灸。

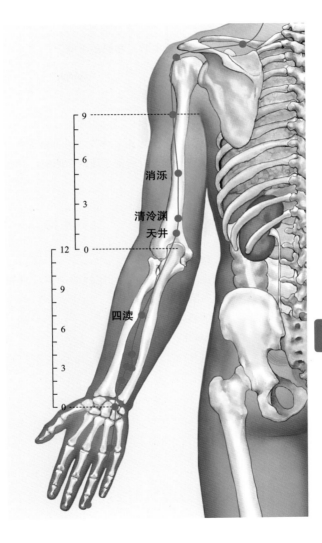

消泺

清冷渊

天井

四渎

臑会 Nàohuì TE13

定位／上臂后，肩峰角下 3 寸，三角肌后下缘。

主治／瘰疬，瘿气；上肢痹痛。

操作／直刺 0.8 ～ 1.3 寸；可灸。

肩髎 Jiānliáo TE14

定位／肩峰后下方，肩峰角与肱骨大结节之间的凹陷中。

简便取穴：上臂外展时，肩部呈现两个凹陷，后一个凹陷中即是。

主治／肩臂挛痛不遂。

操作／直刺 0.7 ～ 1.3 寸；可灸。

天髎 Tiānliáo TE15

定位／肩井（GB21）与曲垣（SI13）连线的中点，肩胛骨上角骨边凹陷中。

主治／肩臂痛，颈项强急。

操作／直刺 0.4 ～ 0.6 寸；可灸。

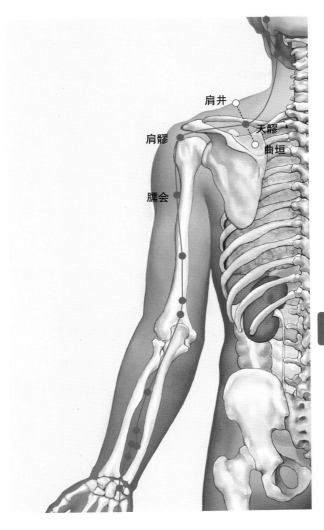

肩井

天髎

肩髃

曲垣

臑会

天牖 Tiānyǒu TE16

定位／乳突后下方，横平下颌角，胸锁乳突肌后缘凹陷中。

主治／头痛，眩晕，项强，目不明，暴聋，喉痹；瘰疬；
项强，肩背痛。

操作／直刺 0.5 ～ 0.7 寸；可灸。

翳风 Yìfēng TE17

定位／耳垂后方，乳突下端前方凹陷中。

主治／耳鸣，耳聋；口眼㖞斜，牙关紧闭，齿痛，颊肿；
瘰疬。

操作／直刺 0.5 ～ 0.7 寸；可灸。

瘈脉 Chìmài TE18

定位／耳后，翳风（TE17）与角孙（TE20）沿耳轮弧形
连线的中下 1/3 交界处。

主治／头痛，耳鸣，耳聋；小儿惊风。

操作／平刺 0.3 ～ 0.5 寸，或点刺静脉出血；可灸。

颅息 Lúxī TE19

定位／耳后，翳风（TE17）与角孙（TE20）沿耳轮弧形
连线的上中 1/3 交界处。

主治／头痛，耳鸣，耳聋；小儿惊风。

操作／平刺 0.3 ～ 0.5 寸；可灸。

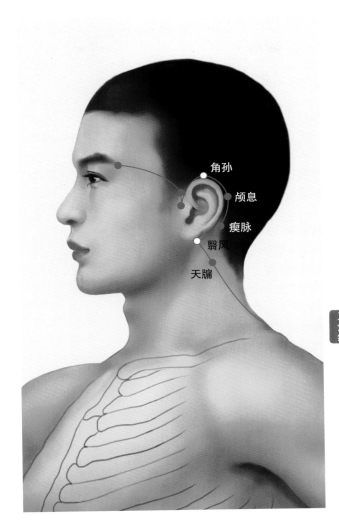

角孙

颅息

瘈脉

翳风

天牖

角孙 Jiǎosūn TE20

定位／耳尖正对发际处。

主治／头痛，项强；目赤，目翳；齿痛，颊肿。

操作／平刺 0.3 ～ 0.5 寸；可灸。

耳门 Ěrmén TE21

定位／耳屏上切迹与下颌骨髁状突之间的凹陷中，张口有孔。

主治／耳鸣，耳聋，聤耳；齿痛，头颔痛。

操作／微张口，直刺 0.5 ～ 0.7 寸；可灸。

耳和髎 Ěrhéliáo TE22

定位／鬓发后际，平耳郭根，颞浅动脉后缘。

主治／头痛，耳鸣；牙关紧闭，口眼㖞斜。

操作／避开动脉，平刺 0.5 ～ 0.7 寸；可灸。

丝竹空 Sīzhúkōng TE23

定位／眉梢凹陷中。

主治／头痛，眩晕，目赤，眼睑瞤动；齿痛。

操作／平刺 0.3 ～ 0.5 寸。

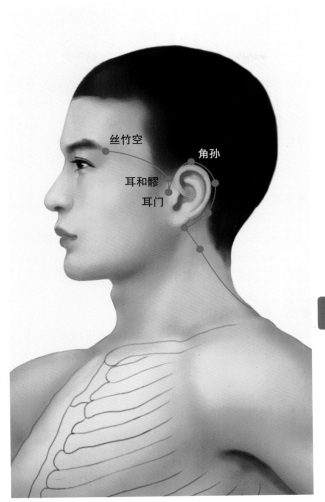

丝竹空

角孙

耳和髎

耳门

三焦经

十一、足少阳胆经穴

足少阳胆经（**GB**）起于瞳子髎，止于足窍阴，左右各44穴，分布于头侧面、项、肩、侧胸、侧腹、髋、下肢外侧面。本经腧穴主治肝胆病，侧头、目、耳、咽喉、胸胁病，以及经脉循行经过部位的其他病症。

瞳子髎 Tóngzǐliáo GB1
定位／目外眦外侧 0.5 寸处的凹陷中。
主治／头痛；目赤肿痛、羞明流泪、内障、目翳等目疾；口眼㖞斜。
操作／向后斜刺 0.5 ～ 0.8 寸；可灸。

听会 Tīnghuì GB2
定位／面部，耳屏间切迹与下颌骨髁状突之间的凹陷中。
主治／耳鸣，耳聋，聤耳；齿痛，面痛，口眼㖞斜。
操作／微张口，直刺 0.3 ～ 0.7 寸；可灸。

上关 Shàngguān GB3
定位／耳前，下关（ST7）直上，颧弓上缘中央凹陷处。
主治／耳鸣，耳聋，聤耳；齿痛，口眼㖞斜，口噤。
操作／直刺 0.2 ～ 0.4 寸；可灸。

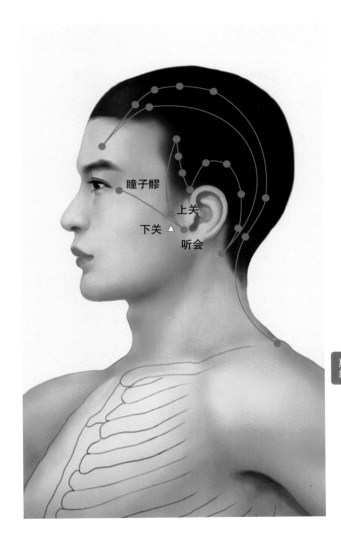

瞳子髎

上关

下关 ▲

听会

颔厌 Hànyàn GB4

定位／头部鬓发处，头维（ST8）与曲鬓（GB7）弧形连
线的上 1/4 与下 3/4 交界处。

主治／偏头痛，眩晕；惊痫，瘛疭；耳鸣，目外眦痛，齿痛。

操作／平刺 0.5 ～ 1 寸；可灸。

悬颅 Xuánlú GB5

定位／头部鬓发处，头维（ST8）与曲鬓（GB7）弧形连
线的中点。

主治／偏头痛，目赤肿痛，齿痛，耳鸣。

操作／平刺 0.5 ～ 1 寸；可灸。

悬厘 Xuánlí GB6

定位／头部鬓发处，头维（ST8）与曲鬓（GB7）弧形连
线的下 1/4 与上 3/4 交界处。

主治／偏头痛，目赤肿痛，齿痛，耳鸣，面痛。

操作／向后平刺 0.5 ～ 0.8 寸；可灸。

曲鬓 Qūbìn GB7

定位／头部，耳前鬓角发际后缘与耳尖水平线的交点处。

主治／头痛连齿，颊颔肿，口噤，目赤肿痛，暴喑。

操作／向后平刺 0.5 ～ 0.8 寸；可灸。

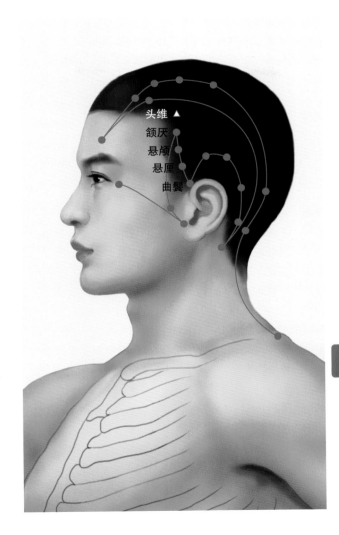

头维 ▲
颔厌
悬颅
悬厘
曲鬓

率谷　Shuàigǔ　GB8

定位／头部，耳尖直上，入发际 1.5 寸。

主治／头痛，眩晕；小儿急、慢惊风；耳聋，耳鸣。

操作／平刺 0.5 ～ 0.8 寸；可灸。

天冲　Tiānchōng　GB9

定位／头部，耳根后缘直上，入发际 2 寸。

主治／头痛，癫痫；牙龈肿痛；耳聋，耳鸣。

操作／平刺 0.5 ～ 0.8 寸；可灸。

浮白　Fúbái　GB10

定位／头部，耳后乳突后上方，天冲（GB9）与完骨（GB12）
　　　弧形连线的上 1/3 与下 2/3 交界处。

主治／头痛，耳鸣，耳聋；瘿气。

操作／平刺 0.5 ～ 0.8 寸；可灸。

头窍阴　Tóuqiàoyīn　GB11

定位／头部，耳后乳突后上方，天冲（GB9）与完骨（GB12）
　　　弧形连线的上 2/3 与下 1/3 交界处。

主治／头痛，眩晕；耳鸣，耳聋。

操作／平刺 0.5 ～ 0.8 寸；可灸。

完骨　Wángǔ　GB12

定位／头部，耳后乳突后下方凹陷中。

主治／癫痫，头痛，颈项强痛；喉痹，颊肿，齿痛，口㖞。

操作／直刺 0.3 ～ 0.5 寸；可灸。

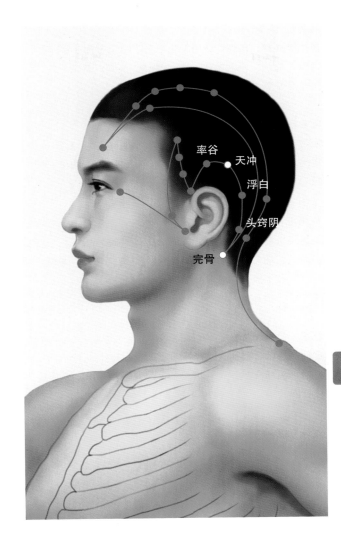

率谷

天冲

浮白

头窍阴

完骨

胆经

本神　Běnshén　GB13

定位／头部，前发际上 0.5 寸，头正中线旁开 3 寸。

主治／癫痫，小儿惊风，中风昏迷；头痛，目眩。

操作／平刺 0.5 ～ 0.8 寸；可灸。

阳白　Yángbái　GB14

定位／头部，目正视，瞳孔直上，眉上 1 寸。

主治／头痛，眩晕；目痛，视物模糊，眼睑瞤动，面瘫。

操作／平刺 0.3 ～ 0.5 寸；可灸。

头临泣　Tóulínqì　GB15

定位／头部，目正视，瞳孔直上，入前发际 0.5 寸。

主治／头痛；目痛，目眩，流泪，目翳；鼻塞，鼻渊；小儿惊痫。

操作／平刺 0.3 ～ 0.7 寸；可灸。

目窗　Mùchuāng　GB16

定位／头部，目正视，瞳孔直上，前发际上 1.5 寸。

主治／头痛，眩晕；目痛，青盲，视物模糊；小儿惊痫。

操作／平刺 0.5 ～ 0.8 寸；可灸。

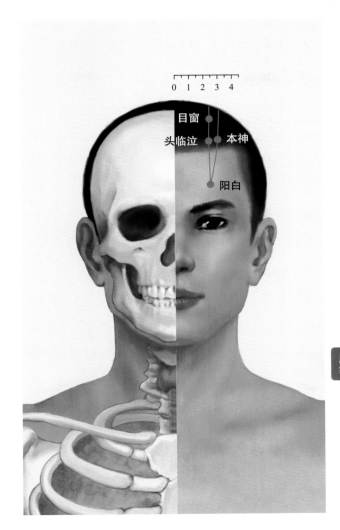

0 1 2 3 4

目窗

头临泣　　本神

阳白

正营 Zhèngyíng GB17

定位／头部，目正视，瞳孔直上，前发际上 2.5 寸。

主治／头痛，头晕，目眩。

操作／平刺 0.5 ～ 0.8 寸；可灸。

承灵 Chénglíng GB18

定位／头部，目正视，瞳孔直上，前发际上 4 寸。

主治／头痛，眩晕，目痛；鼻渊，鼻衄。

操作／平刺 0.5 ～ 0.8 寸；可灸。

脑空 Nǎokōng GB19

定位／头部，横平枕外隆凸上缘，风池（GB20）直上。

主治／头痛，颈项强痛；目眩，目赤肿痛，鼻衄，耳聋；惊悸，癫痫；热病。

操作／平刺 0.5 ～ 0.8 寸；可灸。

风池 Fēngchí GB20

定位／项部，枕骨下，胸锁乳突肌与斜方肌上端之间的凹陷中。

主治／中风、癫痫、头痛、眩晕、耳鸣等；感冒、鼻塞、鼻衄、目赤肿痛、羞明流泪、耳聋、口眼㖞斜等；颈项强痛。

操作／向鼻尖方向斜刺 0.5 ～ 0.9 寸；可灸。深部中间为延髓，必须严格掌握针刺的角度与深度。

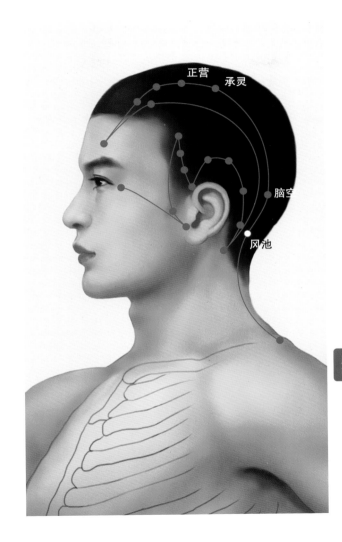

正营

承灵

脑空

风池

肩井　Jiānjǐng　GB21

定位／肩上，第七颈椎棘突与肩峰最外侧点连线的中点。

　　　简便取穴：左手搭右肩，中指尖下即是。

主治／头痛，眩晕；颈项强痛，肩背疼痛，上肢不遂；难

　　　产；乳痈，乳汁不下；瘰疬。

操作／直刺 0.3 ～ 0.5 寸；可灸。内有肺尖，慎不可深刺；

　　　孕妇禁针。

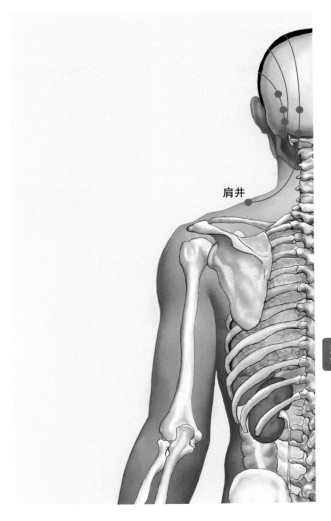

肩井

渊腋　Yuānyè　GB22

定位／侧胸部，第四肋间隙，腋中线上。

主治／胸满，胁痛，上肢痹痛，腋下肿。

操作／斜刺或平刺 0.5 ～ 0.8 寸；禁灸。不可深刺，以免伤及脏器。

辄筋　Zhéjīn　GB23

定位／侧胸部，第四肋间隙，腋中线前 1 寸。

主治／胸满，气喘，呕吐，吞酸；胁痛，腋肿，肩背痛。

操作／斜刺或平刺 0.5 ～ 0.8 寸；可灸。不可深刺，以免伤及脏器。

日月　Rìyuè　GB24　　胆募

定位／上腹部，第七肋间隙，前正中线旁开 4 寸（乳头直下）。

主治／黄疸，呕吐，吞酸，呃逆；胁痛。

操作／斜刺或平刺 0.5 ～ 0.8 寸；可灸。不可深刺，以免伤及脏器。

京门　Jīngmén　GB25　　肾募

定位／侧腹部，第十二肋游离端下际。

主治／小便不利，水肿；腹胀，呕吐，肠鸣，腹泻；腰痛，胁痛。

操作／直刺 0.5 ～ 0.8 寸；可灸。

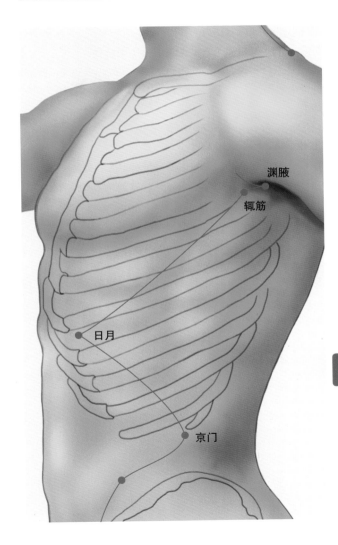

渊腋

辄筋

日月

京门

带脉　Dàimài　GB26

定位／侧腹部，第十一肋游离端直下平脐处。

主治／月经不调，闭经，赤白带下；疝气，少腹痛；腰痛，
　　　胁痛。

操作／直刺 0.7 ～ 1.2 寸；可灸。

五枢　Wǔshū　GB27

定位／侧腹部，髂前上棘内侧，平脐下 3 寸处。

主治／赤白带下，月经不调；疝气；少腹痛，腰胯痛，便秘。

操作／直刺 0.7 ～ 1.2 寸；可灸。

维道　Wéidào　GB28

定位／侧腹部，髂前上棘内下 0.5 寸。

主治／赤白带下，月经不调；疝气；少腹痛，腰胯痛；便
　　　秘，肠痈。

操作／直刺 0.7 ～ 1.2 寸；可灸。

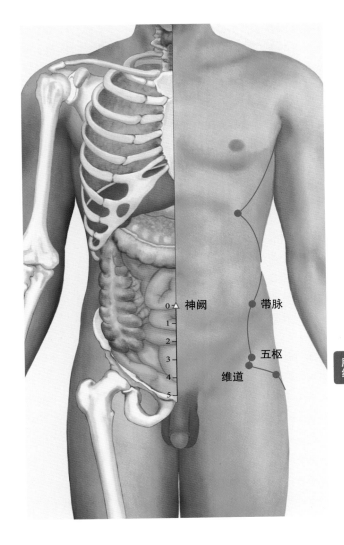

神阙

带脉

五枢

维道

胆经

居髎 Jūliáo GB29

定位 / 髋部，髂前上棘与股骨大转子高点连线的中点处。

主治 / 腰腿痹痛，瘫痪；疝气，少腹痛。

操作 / 直刺 0.8 ～ 1.4 寸；可灸。

环跳 Huántiào GB30

定位 / 股外侧，侧卧屈股，股骨大转子高点与骶管裂孔连线的外 1/3 与内 2/3 交界处。

主治 / 腰胯疼痛，下肢痿痹，半身不遂。

操作 / 直刺 2 ～ 2.5 寸；可灸。

风市 Fēngshì GB31

定位 / 大腿外侧，直立垂手，掌心贴于大腿，中指尖所指凹陷中，髂胫束后缘。

主治 / 下肢痿痹、麻木，半身不遂；遍身瘙痒。

操作 / 直刺 0.8 ～ 1.3 寸；可灸。

中渎 Zhōngdú GB32

定位 / 大腿外侧正中，腘横纹上 7 寸，髂胫束后缘。

主治 / 下肢痿痹、麻木，半身不遂。

操作 / 直刺 0.8 ～ 1.3 寸；可灸。

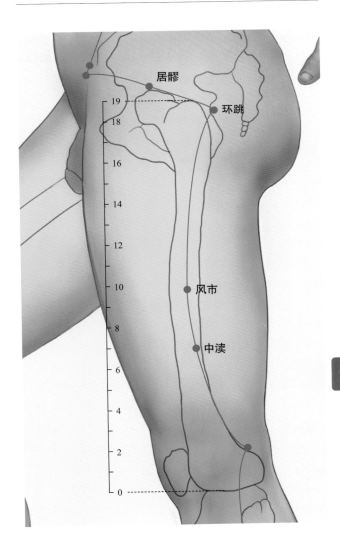

居髎

环跳

19
18

16

14

12

10 风市

8

中渎

6

4

2

0

胆经

膝阳关　Xīyángguān　GB33

定位／膝外侧，股骨外上髁后缘，股二头肌肌腱与髂胫束
　　　之间的凹陷中。

主治／膝腘肿痛、挛急，小腿麻木，半身不遂。

操作／直刺 0.8 ～ 1.3 寸；可灸。

阳陵泉　Yánglíngquán　GB34　　合穴；胆下合穴；筋会

定位／小腿外侧，腓骨小头前下方凹陷中。

主治／黄疸、胁痛、口苦、呕吐、吞酸等胆腑病；膝肿痛，
　　　下肢痿痹、麻木；小儿惊风。

操作／直刺 0.6 ～ 1.2 寸；可灸。

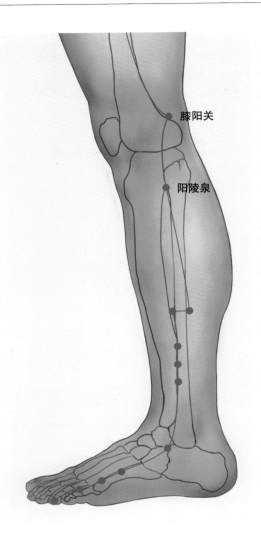

膝阳关

阳陵泉

胆经

阳交 Yángjiāo GB35 阳维脉郄穴

定位／小腿外侧，外踝尖上 7 寸，腓骨后缘。

主治／癫狂；胸胁胀满；下肢痿痹。

操作／直刺 0.6 ～ 1.2 寸；可灸。

外丘 Wàiqiū GB36 郄穴

定位／小腿外侧，外踝尖上 7 寸，腓骨前缘。

主治／癫狂；胸胁胀满；下肢痿痹。

操作／直刺 0.6 ～ 1.2 寸；可灸。

光明 Guāngmíng GB37 络穴

定位／小腿外侧，外踝尖上 5 寸，腓骨前缘。

主治／目痛，夜盲，视物不清；乳房胀痛，乳少；下肢痿痹。

操作／直刺 0.5 ～ 0.8 寸；可灸。

阳辅 Yángfǔ GB38 经穴

定位／小腿外侧，外踝尖上 4 寸，腓骨前缘。

主治／偏头痛，目外眦痛，咽喉肿痛，腋下肿痛，胸胁满痛；瘰疬；下肢痿痹。

操作／直刺 0.5 ～ 0.8 寸；可灸。

悬钟 Xuánzhōng GB39 髓会

定位／小腿外侧，外踝尖上 3 寸，腓骨前缘。

主治／痴呆，中风，半身不遂；颈项强痛，胸胁满痛，下肢痿痹。

操作／直刺 0.5 ～ 0.8 寸；可灸。

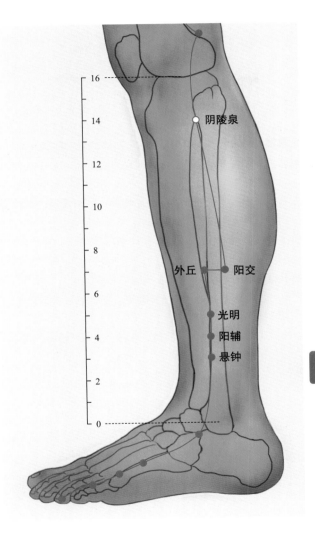

16

14 阴陵泉

12

10

8

外丘 阳交

6

光明

4 阳辅

悬钟

2

0

胆经

丘墟 Qiūxū GB40 原穴

定位／外踝前下方，趾长伸肌腱的外侧凹陷中。

主治／目赤肿痛，目生翳膜；颈项痛，腋下肿，胸胁痛；
外踝肿痛，下肢痿痹。

操作／直刺 0.5～0.8 寸；可灸。

足临泣 Zúlínqì GB41 输穴；八脉交会穴（通带脉）

定位／足背外侧，第四、五跖骨结合部前方，足小趾伸肌
腱外侧凹陷处。

主治／偏头痛，目赤肿痛，胁肋疼痛，足跗疼痛；月经不
调，乳痈，乳胀；瘰疬。

操作／直刺 0.5～0.8 寸；可灸。

地五会 Dìwǔhuì GB42

定位／足背外侧，第四、五跖骨间，第四跖趾关节后缘凹
陷中。

主治／头痛，目赤肿痛，耳鸣，耳聋；乳痈；腋肿，胁痛；
足跗肿痛。

操作／直刺 0.5～0.8 寸；可灸。

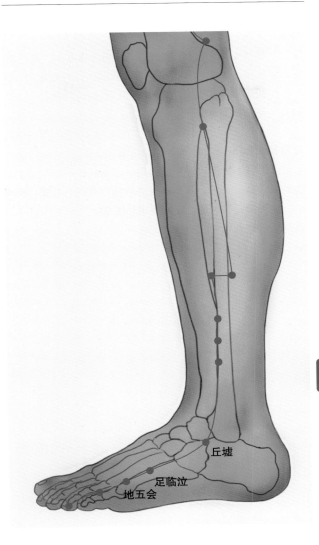

丘墟

足临泣

地五会

侠溪 Xiáxī　GB43　荥穴

定位／足背外侧，第四、五趾间，趾蹼缘后方赤白肉际处。

主治／头痛，眩晕，耳鸣，耳聋；颊肿，目外眦赤痛，胁肋疼痛，膝股痛，足跗肿痛；乳痈；热病。

操作／直刺 0.3 ～ 0.5 寸；可灸。

足窍阴 Zúqiàoyīn　GB44　井穴

定位／第四趾外侧，趾甲根角侧后方 0.1 寸（指寸）。

主治／头痛，失眠，多梦；目赤肿痛，耳鸣，耳聋，咽喉肿痛；胸胁痛，足跗肿痛；热病。

操作／浅刺 0.1 ～ 0.2 寸；可灸。

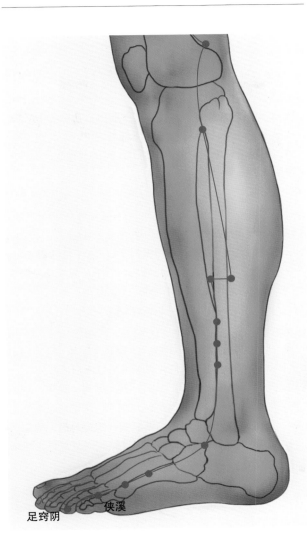

足窍阴　　侠溪

十二、足厥阴肝经穴

足厥阴肝经（LR）起于大敦，止于期门，左右各 14 穴，分布于下肢内侧、腹部、胸部。本经腧穴主治肝、胆、脾、胃病，妇科病，少腹、前阴病，以及经脉循行经过部位的其他病症。

大敦　Dàdūn　LR1　井穴

定位／足大趾末节外侧，趾甲根角侧后方 0.1 寸（指寸）。

主治／疝气，少腹痛；遗尿，癃闭，五淋，尿血；月经不调，崩漏，阴缩，阴中痛，子宫脱垂；癫痫。

操作／浅刺 0.1 ～ 0.2 寸，或点刺出血；可灸。

行间　Xíngjiān　LR2　荥穴

定位／足背，第一、二趾间，趾蹼缘后方赤白肉际处。

主治／中风，癫痫；头痛，目眩，目赤肿痛，青盲；月经不调，痛经，闭经，崩漏，带下，阴中痛，疝气；遗尿，癃闭，五淋；胸胁满痛，急躁易怒，黄疸；下肢内侧痛，足跗肿痛。

操作／斜刺 0.5 ～ 0.8 寸；可灸。

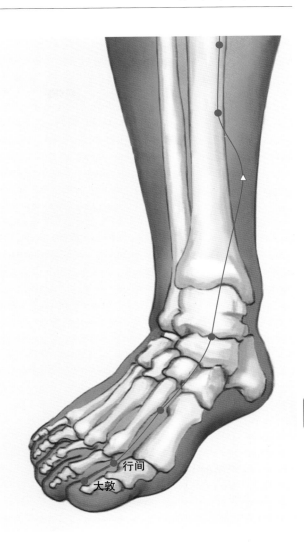

行间

大敦

太冲 Tàichōng LR3 输穴；原穴

定位／足背，第一、二跖骨间，跖骨底结合部前方凹陷中。

主治／中风，癫狂痫，小儿惊风；头痛，眩晕，耳鸣，目
　　　赤肿痛，咽痛；月经不调，痛经，闭经，崩漏，带下；
　　　胁痛，腹胀，呕逆，黄疸；癃闭，遗尿；下肢痿痹，
　　　足跗肿痛。

操作／直刺 0.5 ～ 1 寸；可灸。

中封 Zhōngfēng LR4 经穴

定位／足背，内踝前，胫骨前肌肌腱内侧缘凹陷中。

主治／疝气；遗精；小便不利；腰痛，少腹痛；下肢痿痹，
　　　内踝肿痛。

操作／直刺 0.5 ～ 0.8 寸；可灸。

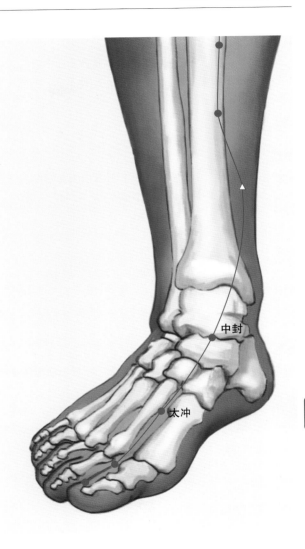

中封

太冲

蠡沟 Lígōu LR5 络穴

定位／小腿内侧，内踝尖上 5 寸，胫骨内侧面中央。

主治／月经不调，赤白带下，阴痒；小便不利，疝气，睾丸肿痛；足胫疼痛。

操作／平刺 0.5 ～ 0.8 寸；可灸。

中都 Zhōngdū LR6 郄穴

定位／小腿内侧，内踝尖上 7 寸，胫骨内侧面中央。

主治／疝气，少腹痛；崩漏，恶露不尽；胁痛，下肢痿痹。

操作／平刺 0.5 ～ 0.8 寸；可灸。

膝关 Xīguān LR7

定位／小腿内侧，胫骨内侧髁后下方，阴陵泉（SP9）后 1 寸。

主治／膝髌肿痛，下肢痿痹。

操作／直刺 0.8 ～ 1.3 寸；可灸。

曲泉 Qūquán LR8 合穴

定位／膝内侧，屈膝，腘横纹内侧端，半腱肌肌腱内缘凹陷中。

主治／月经不调，痛经，带下，阴痒，产后腹痛；遗精，阳痿，疝气；少腹痛，小便不利，淋证，癃闭；膝髌肿痛，下肢痿痹。

操作／直刺 0.8 ～ 1.3 寸；可灸。

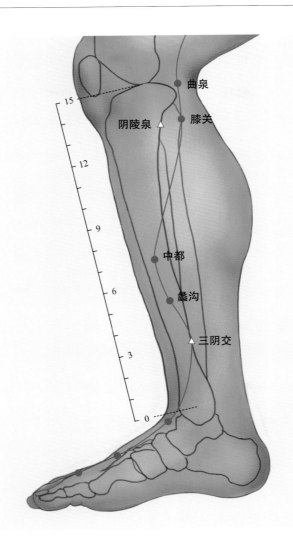

曲泉

膝关

阴陵泉 △

15

12

9

中都

6

蠡沟

△ 三阴交

3

0

阴包　Yīnbāo　LR9

定位／大腿内侧，髌底上 4 寸，股薄肌与缝匠肌之间。

主治／月经不调；小便不利，遗尿；腰骶痛引少腹。

操作／直刺 0.8 ～ 1.8 寸；可灸。

足五里　Zúwǔlǐ　LR10

定位／大腿内侧，气冲（ST30）直下 3 寸，动脉搏动处。

主治／少腹痛，小便不通，睾丸肿痛，阴囊湿痒。

操作／直刺 0.8 ～ 1.4 寸；可灸。

阴廉　Yīnlián　LR11

定位／大腿内侧，气冲（ST30）直下 2 寸。

主治／月经不调，带下；少腹痛，股内侧痛。

操作／直刺 0.8 ～ 1.4 寸；可灸。

急脉　Jímài　LR12

定位／横平耻骨联合上缘，前正中线旁开 2.5 寸。

主治／少腹痛，疝气，子宫脱垂。

操作／避开动脉，直刺 0.5 ～ 0.7 寸；可灸。

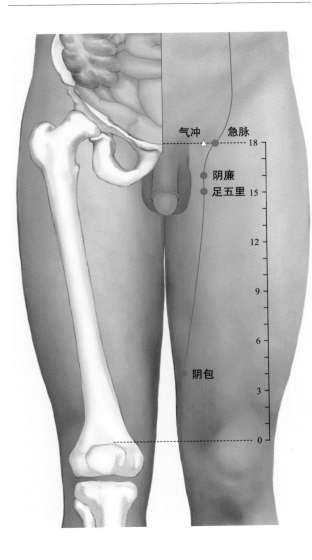

气冲　急脉

阴廉

足五里

阴包

肝经

章门　Zhāngmén　LR13　脾募；脏会

定位／侧腹部，第十一肋游离端下缘。

主治／腹痛，腹胀，肠鸣，腹泻，呕吐；胁痛，黄疸，痞块。

操作／直刺 0.5 ～ 0.8 寸；可灸。

期门　Qīmén　LR14　肝募

定位／胸部，第六肋间隙，前正中线旁开 4 寸（乳头直下）。

主治／胸胁胀痛，呕吐，吞酸，呃逆，腹胀；乳痈。

操作／斜刺 0.5 ～ 0.7 寸；可灸。不可深刺，以免伤及内脏。

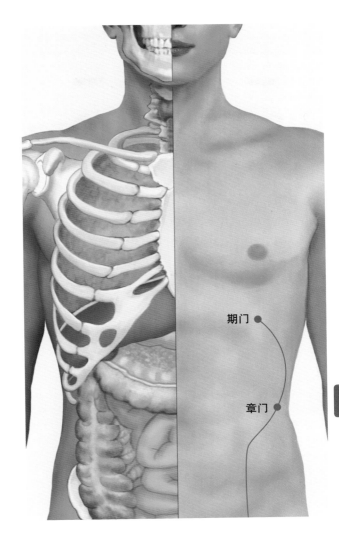

期门 ●

章门 ●

肝经

十三、督脉穴

督脉（GV）起于长强，止于龈交，一名一穴，共 29 穴，分布于头身正中。本经腧穴主治神志病，热病，腰骶、背、头项等局部病症及相应的内脏病症。

长强　Chángqiáng　GV1　络穴
定位／尾骨尖与肛门连线的中点处。
主治／腹泻，便秘，痔疮，脱肛；尾骶骨痛。
操作／针尖向上与骶骨平行刺入 0.8 ～ 1.2 寸；可灸。不宜直刺，以免伤及直肠。

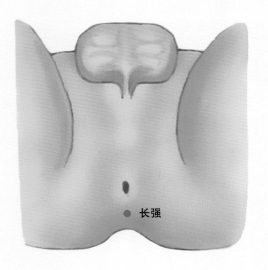

长强

腰俞 Yāoshù GV2

定位／骶部，后正中线上，正对骶管裂孔。

主治／痔疮，脱肛；月经不调，闭经；腰痛，下肢痿痹。

操作／向上斜刺 0.3 ～ 0.7 寸；可灸。

腰阳关 Yāoyángguān GV3

定位／腰部，后正中线上，第四腰椎棘突下凹陷中。

主治／腰痛，下肢痿痹；月经不调；遗精，阳痿。

操作／向上斜刺 0.5 ～ 1 寸；可灸。

命门 Mìngmén GV4

定位／腰部，后正中线上，第二腰椎棘突下凹陷中。

主治／腰痛，下肢痿痹；月经不调，痛经，不孕；遗精，
　　　阳痿，精冷不育；小腹冷痛，腹泻。

操作／向上斜刺 0.5 ～ 0.8 寸；可灸。

悬枢 Xuánshū GV5

定位／腰部，后正中线上，第一腰椎棘突下凹陷中。

主治／腰脊强痛；腹胀，腹痛，腹泻。

操作／向上斜刺 0.5 ～ 0.8 寸；可灸。

脊中 Jǐzhōng GV6

定位／背部，后正中线上，第十一胸椎棘突下凹陷中。

主治／黄疸，腹泻，疳积，痔疮，脱肛；腰脊痛。

操作／向上斜刺 0.3 ～ 0.5 寸；可灸。

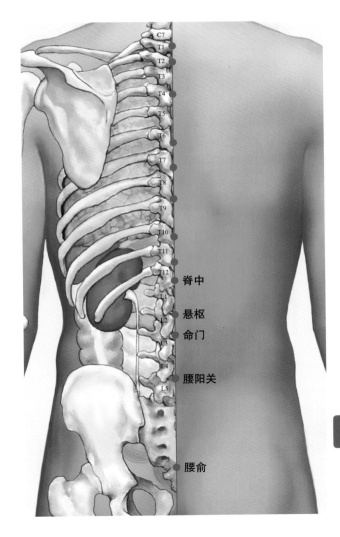

C7
T1
T2
T3
T4
T5
T6
T7
T8
T9
T10
T11
T12

L1

L2

L3

L4

L5

脊中

悬枢

命门

腰阳关

腰俞

中枢　Zhōngshū　GV7

定位／背部，后正中线上，第十胸椎棘突下凹陷中。

主治／呕吐，腹满，胃痛，食欲不振；腰背疼痛。

操作／微向上斜刺 0.5～0.8 寸；可灸。

筋缩　Jīnsuō　GV8

定位／背部，后正中线上，第九胸椎棘突下凹陷中。

主治／脊强，背痛，四肢不收，抽搐，筋挛；胃痛，黄疸。

操作／微向上斜刺 0.5～0.8 寸；可灸。

至阳　Zhìyáng　GV9

定位／背部，后正中线上，第七胸椎棘突下凹陷中。

主治／胃痛，黄疸，胸胁支满，咳嗽，气喘；腰背强痛。

操作／微向上斜刺 0.5～0.8 寸；可灸。

灵台　Língtái　GV10

定位／背部，后正中线上，第六胸椎棘突下凹陷中。

主治／咳嗽，气喘；背痛，项强；疔疮。

操作／微向上斜刺 0.5～0.8 寸；可灸。

神道　Shéndào　GV11

定位／背部，后正中线上，第五胸椎棘突下凹陷中。

主治／心悸，失眠，健忘；咳喘；腰脊强，肩背痛。

操作／微向上斜刺 0.5～0.8 寸；可灸。

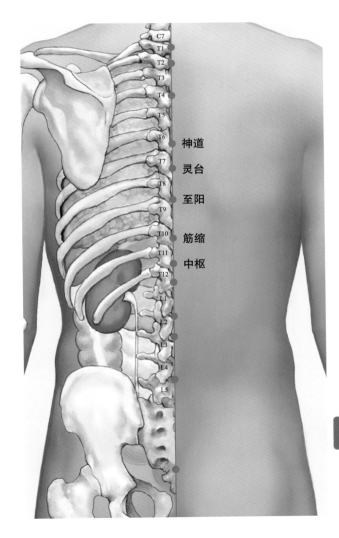

C7
T1
T2
T3
T4
T5
T6 神道
T7 灵台
T8 至阳
T9
T10 筋缩
T11 中枢
T12
L1
L2
L3
L4
L5

督脉

身柱 Shēnzhù GV12

定位／背部，后正中线上，第三胸椎棘突下凹陷中。

主治／身热头痛，咳嗽，气喘；腰脊强痛。

操作／微向上斜刺 0.5 ～ 0.8 寸；可灸。

陶道 Táodào GV13

定位／背部，后正中线上，第一胸椎棘突下凹陷中。

主治／热病，骨蒸潮热；癫狂；头痛脊强。

操作／微向上斜刺 0.5 ～ 0.8 寸；可灸。

大椎 Dàzhuī GV14

定位／项部，后正中线上，第七颈椎棘突下凹陷中。

主治／热病；恶寒发热，咳嗽，气喘，骨蒸潮热，胸痛；
癫狂；项强，脊痛；风疹。

操作／向上斜刺 0.5 ～ 0.8 寸；可灸。

哑门 Yǎmén GV15

定位／项部，后正中线上，入发际 0.5 寸，第二颈椎上缘
凹陷中。

主治／暴喑，舌强不语；癫狂痫；头重，头痛，颈项强急。

操作／正坐，头微前倾，项部放松，针尖向下颌方向缓慢
刺入 0.5 ～ 1 寸；禁灸。针尖不可向上或针刺过深，
以免刺入枕骨大孔，伤及延髓。

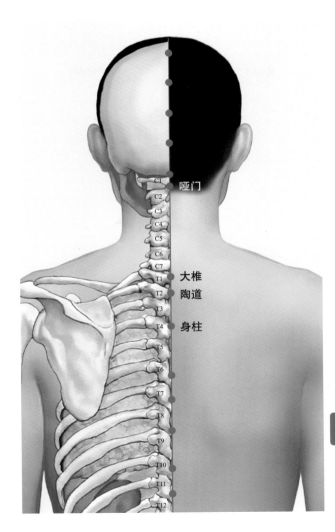

哑门

大椎

陶道

身柱

督脉

风府　Fēngfǔ　GV16

定位 / 项部，后正中线上，枕外隆凸直下，两侧斜方肌之
　　　间的凹陷中。

主治 / 中风，眩晕，头痛，项强；咽喉肿痛，鼻衄，失音，
　　　中风不语，癫狂。

操作 / 正坐，头微前倾，项部放松，针尖向下颌方向缓慢
　　　刺入 0.5 ～ 1 寸；禁灸。针尖不可向上或针刺过深，
　　　以免刺入枕骨大孔，伤及延髓。

脑户　Nǎohù　GV17

定位 / 头部，枕外隆凸上缘凹陷中。

主治 / 头痛，头晕，项强，癫痫。

操作 / 平刺 0.5 ～ 0.8 寸；不可灸。

强间　Qiángjiān　GV18

定位 / 头部，后发际正中直上 4 寸。

主治 / 头痛，目眩，项强，癫狂，失眠。

操作 / 平刺 0.5 ～ 0.8 寸；可灸。

后顶　Hòudǐng　GV19

定位 / 头部，后发际正中直上 5.5 寸。

主治 / 头痛，眩晕，癫狂病。

操作 / 平刺 0.5 ～ 0.8 寸；可灸。

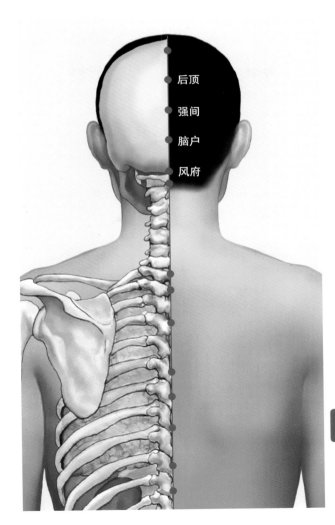

后顶

强间

脑户

风府

督脉

百会 Bǎihuì GV20

定位／头部，前发际正中直上 5 寸。简便取穴：头部正中
　　　线与两耳尖连线的交点处。

主治／中风，痴呆，癫病；头风，头痛，眩晕，耳鸣；惊
　　　悸，失眠，健忘；久泻，脱肛，子宫脱垂。

操作／平刺 0.5 ～ 0.8 寸；可灸。

前顶 Qiándǐng GV21

定位／头部，前发际正中直上 3.5 寸。

主治／中风，头痛，眩晕，目赤肿痛，鼻渊，癫痫。

操作／平刺 0.5 ～ 0.8 寸；可灸。

囟会 Xìnhuì GV22

定位／头部，前发际正中直上 2 寸。

主治／头痛，眩晕，鼻渊，鼻衄，癫痫。

操作／平刺 0.5 ～ 0.8 寸；可灸。小儿前囟未闭者禁针。

上星 Shàngxīng GV23

定位／头部，前发际正中直上 1 寸。

主治／头痛，目痛，鼻渊，鼻衄；热病；癫狂。

操作／平刺 0.5 ～ 0.8 寸；可灸。

神庭 Shéntíng GV24

定位／头部，前发际正中直上 0.5 寸。

主治／中风，头痛，目眩，失眠；目翳；鼻渊，鼻衄。

操作／平刺 0.5 ～ 0.8 寸；可灸。

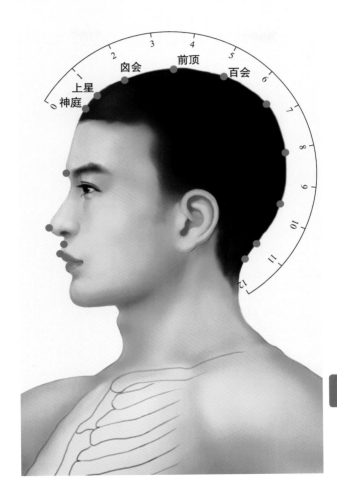

素髎 Sùliáo GV25 急救要穴

定位／面部，鼻尖正中。

主治／昏迷，惊厥，新生儿窒息；鼻渊，鼻衄。

操作／向上斜刺 0.2 ～ 0.5 寸，或点刺出血。

水沟 Shuǐgōu GV26 急救要穴

定位／面部，人中沟的上 1/3 与下 2/3 交界处。

主治／昏迷；鼻塞，鼻衄；口眼㖞斜，齿痛，闪挫腰痛。

操作／向上斜刺 0.3 ～ 0.5 寸。

兑端 Duìduān GV27

定位／面部，上唇结节的中点。

主治／昏迷，癫狂，痫病；口眼㖞斜；鼻塞，鼻衄。

操作／向上斜刺 0.2 ～ 0.3 寸。

龈交 Yínjiāo GV28

定位／上唇内，上唇系带与齿龈的连接处。

主治／齿衄，齿痛，鼻衄；癫狂，项强；痔疮。

操作／向上斜刺 0.2 ～ 0.3 寸。

印堂 Yìntáng GV29

定位／额部，两眉头中间。

主治／头痛，眩晕，失眠；鼻衄，鼻渊；眉棱骨痛。

操作／提捏局部皮肤，平刺 0.3 ～ 0.5 寸，或用三棱针点刺出血；可灸。

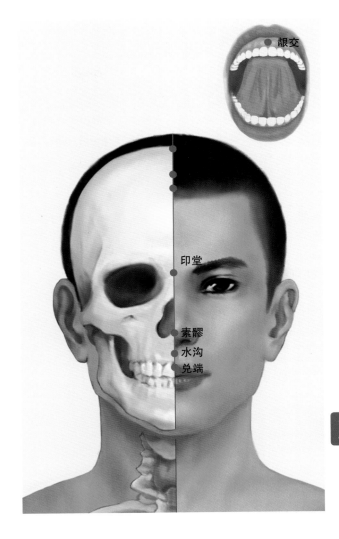

龈交

印堂

素髎

水沟

兑端

十四、任脉穴

任脉（CV）起于会阴，止于承浆，一名一穴，共 24 穴，分布于腹、胸、颈、咽、唇。本经腧穴主治少腹、脐腹、胃脘、胸、颈、咽喉、头面等局部病症和相应的内脏病症，部分腧穴有强壮作用。

会阴　Huìyīn　CV1

定位／会阴部，男性在阴囊根部与肛门连线的中点，女性在大阴唇后联合与肛门连线的中点。

主治／昏迷，癫狂痫；小便不利，遗尿；阴痛，阴痒，脱肛，痔疮；遗精，阳痿，月经不调。

操作／直刺 0.5～1 寸；可灸。孕妇慎用。

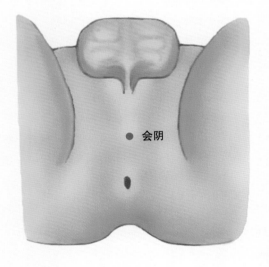

会阴

曲骨 Qūgǔ CV2

定位／下腹部，前正中线上，耻骨联合上缘。

主治／少腹胀满，小便淋漓，遗尿；阳痿，阴囊湿痒；月经不调，痛经，赤白带下。

操作／排尿后直刺 0.8～1.2 寸；可灸。孕妇慎用。

中极 Zhōngjí CV3 膀胱募

定位／下腹部，前正中线上，脐中下 4 寸。

主治／遗尿，尿频，小便不利，癃闭；遗精，阳痿；月经不调，崩漏，产后恶露不尽，带下。

操作／排尿后直刺 0.8～1.2 寸；可灸。孕妇禁用。

关元 Guānyuán CV4 小肠募

定位／下腹部，前正中线上，脐中下 3 寸。

主治／中风脱证，虚劳；少腹疼痛，腹泻，脱肛，疝气；遗精，阳痿，早泄；月经不调，痛经，闭经，崩漏，带下，产后恶露不尽。

操作／直刺 0.8～1.3 寸；可灸。孕妇禁用。

石门 Shímén CV5 三焦募

定位／下腹部，前正中线上，脐中下 2 寸。

主治／腹胀，腹泻；疝气；水肿，小便不利；遗精，阳痿；闭经，带下，崩漏，产后恶露不尽。

操作／直刺 0.8～1.3 寸；可灸。孕妇慎用。

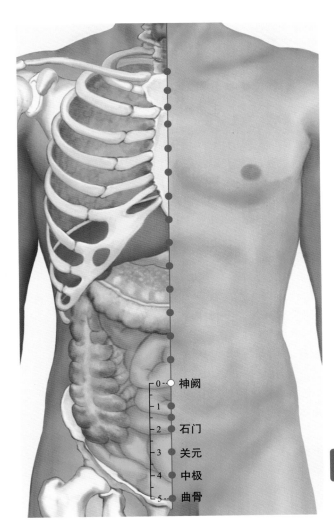

0 — 神阙

1

2 — 石门

3 — 关元

4 — 中极

5 — 曲骨

气海 Qìhǎi CV6 肓之原穴

定位／下腹部，前正中线上，脐中下 1.5 寸。

主治／虚劳；腹泻，便秘；小便不利，遗尿；遗精，阳痿，疝气；月经不调，痛经，闭经，崩漏，带下，产后恶露不尽。

操作／直刺 0.8 ～ 1.3 寸；可灸。孕妇慎用。

阴交 Yīnjiāo CV7

定位／下腹部，前正中线上，脐中下 1 寸。

主治／疝气；小便不利；月经不调，崩漏，带下。

操作／直刺 0.8 ～ 1.2 寸；可灸。

神阙 Shénquè CV8

定位／中腹部，脐窝中央。

主治／中风脱证；腹痛，腹泻，脱肛；水肿，小便不利。

操作／不针，多用艾炷隔盐灸法。

水分 Shuǐfēn CV9

定位／上腹部，前正中线上，脐中上 1 寸。

主治／水肿，小便不利；腹痛，腹泻，呕吐。

操作／直刺 0.8 ～ 1.5 寸；可灸。

下脘 Xiàwǎn CV10

定位／上腹部，前正中线上，脐中上 2 寸。

主治／腹痛，腹胀，腹泻，呕吐，食欲不振；疳积，痞块。

操作／直刺 0.8 ～ 1.3 寸；可灸。孕妇慎用。

- 8
- 7
- 6
- 5
- 4
- 3
- 2　下脘
- 1　水分
- 0　神阙
- 1　阴交
- 　　气海
- 2
- 3
- 4
- 5

任脉

建里 Jiànlǐ CV11

定位／上腹部，前正中线上，脐中上 3 寸。

主治／胃痛，呕吐，食欲不振；腹胀，腹痛；水肿。

操作／直刺 0.8 ～ 1.3 寸；可灸。孕妇慎用。

中脘 Zhōngwǎn CV12　　胃募；腑会

定位／上腹部，前正中线上，脐中上 4 寸。

主治／胃痛，腹胀，纳呆，呕吐，吞酸，呃逆，疳积，黄
　　　疸；失眠，惊悸；痰多，哮喘。

操作／直刺 0.8 ～ 1.3 寸；可灸。

上脘 Shàngwǎn CV13

定位／上腹部，前正中线上，脐中上 5 寸。

主治／胃痛，呕吐，呃逆，腹胀。

操作／直刺 0.5 ～ 0.8 寸；可灸。

巨阙 Jùquè CV14　　心募

定位／上腹部，前正中线上，脐中上 6 寸。

主治／胸痛，心悸，心痛；胃痛，呕吐，吞酸。

操作／向下斜刺 0.5 ～ 0.8 寸；可灸。不可深刺，以免伤
　　　及肝脏。

鸠尾 Jiūwěi CV15　　任脉络穴；膏之原穴

定位／上腹部，前正中线上，脐中上 7 寸。

主治／胸闷，心悸，心痛；呕吐，腹胀。

操作／向下斜刺 0.3 ～ 0.5 寸。

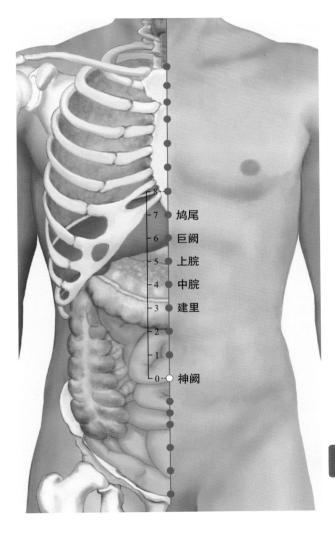

鸠尾
巨阙
上脘
中脘
建里
神阙

中庭　Zhōngtíng　CV16

定位／胸部，胸剑结合的中点处。

主治／胸胁胀满，呕吐；心痛；梅核气。

操作／平刺 0.3 ～ 0.5 寸；可灸。

膻中　Dànzhōng　CV17　心包募；气会

定位／胸部，前正中线上，横平第四肋间隙。

主治／咳喘，胸闷，心痛，呃逆；乳少，乳痈。

操作／平刺 0.3 ～ 0.5 寸；可灸。

玉堂　Yùtáng　CV18

定位／胸部，前正中线上，横平第三肋间隙。

主治／咳喘，胸闷，胸痛，乳房胀痛；咽喉肿痛。

操作／平刺 0.3 ～ 0.5 寸；可灸。

紫宫　Zǐgōng　CV19

定位／胸部，前正中线上，横平第二肋间隙。

主治／咳喘，胸痛，胸闷。

操作／平刺 0.3 ～ 0.5 寸；可灸。

华盖　Huágài　CV20

定位／胸部，前正中线上，横平第一肋间隙。

主治／咳喘，胸痛，咽喉肿痛。

操作／平刺 0.3 ～ 0.5 寸；可灸。

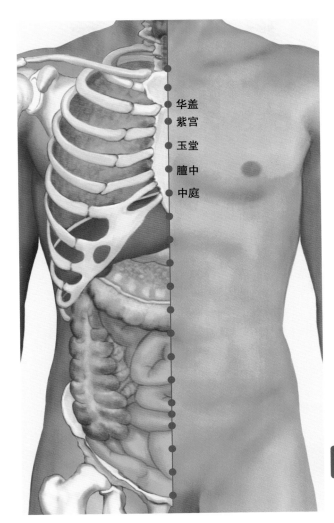

华盖
紫宫
玉堂
膻中
中庭

璇玑 Xuánjī CV21

定位／胸部，前正中线上，胸骨上窝下 1 寸。

主治／咳喘，胸痛，咽喉肿痛；胃中积滞。

操作／平刺 0.3 ～ 0.5 寸；可灸。

天突 Tiāntū CV22

定位／颈部，前正中线上，胸骨上窝中央。

主治／咳喘，胸痛，咽喉肿痛，暴喑，梅核气，瘿气，吞咽不利。

操作／正坐仰头，先直刺 0.2 ～ 0.3 寸，然后将针尖向下，紧靠胸骨柄后方刺入 1 寸；可灸。必须严格掌握针刺的角度和深度，以防刺伤肺和有关动、静脉。

廉泉 Liánquán CV23

定位／颈部，前正中线上，微仰头，喉结上方，舌骨上缘凹陷中。

主治／舌强不语，暴喑，喉痹，吞咽困难；舌缓流涎，舌下肿痛，口舌生疮。

操作／向舌根方向斜刺 0.5 ～ 0.8 寸，不留针。

承浆 Chéngjiāng CV24

定位／面部，前正中线上，颏唇沟正中凹陷处。

主治／齿龈肿痛，口舌生疮，流涎；暴喑；癫狂。

操作／斜刺 0.3 ～ 0.5 寸；可灸。

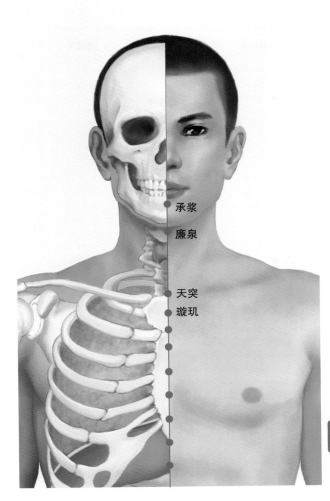

承浆

廉泉

天突

璇玑

第三章

经外奇穴

一、头颈部奇穴

四神聪　Sìshéncōng　EX-HN1
定位／头顶部，百会（GV20）前、后、左、右各 1 寸，
　　　共 4 穴。
主治／头痛，眩晕，失眠，健忘，癫痫；目疾。
操作／平刺 0.3 ～ 0.8 寸；可灸。

当阳　Dāngyáng　EX-HN2
定位／头部，瞳孔直上，前发际上 1 寸。
主治／头痛，眩晕；感冒，鼻塞；目赤肿痛。
操作／平刺 0.3 ～ 0.5 寸；可灸。

鱼腰　Yúyāo　EX-HN4
定位／额部，瞳孔直上，眉毛中。
主治／眉棱骨痛；眼睑瞤动，眼睑下垂，目赤肿痛，目翳；
　　　口眼㖞斜。
操作／沿眉中向外或向内平刺 0.2 ～ 0.5 寸；不可灸。

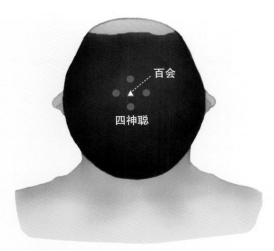

百会

四神聪

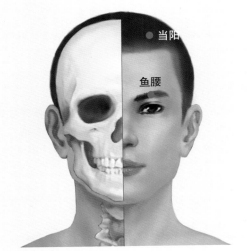

当阳

鱼腰

太阳　Tàiyáng　EX-HN5

定位／颞部，眉梢与目外眦之间，向后约一横指的凹陷中。

主治／头痛，齿痛；目疾；面瘫。

操作／直刺或斜刺 0.3 ～ 0.5 寸，或点刺出血。

耳尖　Ěrjiān　EX-HN6

定位／耳郭的上方，外耳轮的最高点。折耳向前，耳郭上方的尖端处。

主治／目赤肿痛，目翳，睑腺炎；咽喉肿痛。

操作／点刺出血；可灸。

球后　Qiúhòu　EX-HN7

定位／面部，眶下缘外 1/4 与内 3/4 交界处。

主治／目疾。

操作／轻压眼球向上，沿眶缘缓慢直刺 0.5 ～ 0.7 寸，不提插，以免刺伤血管引起血肿；不可灸。

上迎香　Shàngyíngxiāng　EX-HN8

定位／面部，鼻翼软骨与鼻甲的交界处，近鼻唇沟上端。

主治／鼻塞，鼻渊，目赤肿痛，迎风流泪，头痛。

操作／沿鼻唇沟上端向下斜刺 0.3 ～ 0.5 寸；不宜灸。

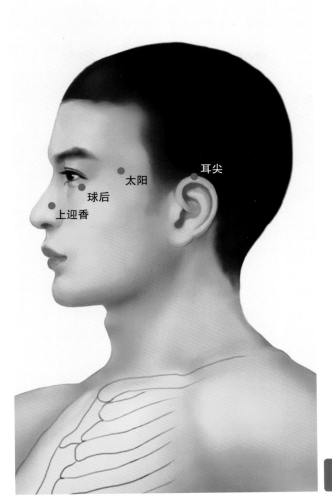

太阳

耳尖

球后

上迎香

内迎香 Nèiyíngxiāng EX-HN9

定位／鼻孔内，鼻翼软骨与鼻甲交界的黏膜处。

主治／目赤肿痛，热病，中暑；鼻疾，喉痹；眩晕。

操作／用三棱针点刺出血。素有出血倾向者禁用。

聚泉 Jùquán EX-HN10

定位／口腔内，舌背中缝的中点处。

主治／咳嗽，哮喘；舌强，舌肌麻痹；消渴。

操作／直刺 0.1 ～ 0.2 寸，或点刺出血。

海泉 Hǎiquán EX-HN11

定位／口腔内，舌下系带中点处。

主治／舌体肿胀，舌缓不收；消渴。

操作／手持纱布牵舌向外，直刺 0.1 ～ 0.2 寸，或点刺出血。

金津 Jīnjīn EX-HN12

定位／口腔内，舌下系带左侧的静脉上。

主治／舌强，舌肿，失语；口腔炎；呕吐，消渴。

操作／点刺出血。

玉液 Yùyè EX-HN13

定位／口腔内，舌下系带右侧的静脉上。

主治／同金津。

操作／点刺出血。

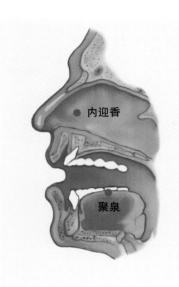

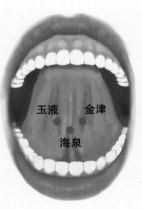

翳明　Yìmíng　EX-HN14

定位／项部，翳风（TE17）后 1 寸。

主治／目疾，耳鸣；头痛，眩晕，失眠。

操作／直刺 0.4 ～ 0.8 寸；可灸。

颈百劳　Jǐngbǎiláo　EX-HN15

定位／项部，第七颈椎直上 2 寸，后正中线旁开 1 寸。

主治／颈项强痛；咳嗽，气喘，骨蒸盗汗。

操作／直刺 0.4 ～ 0.8 寸；可灸。

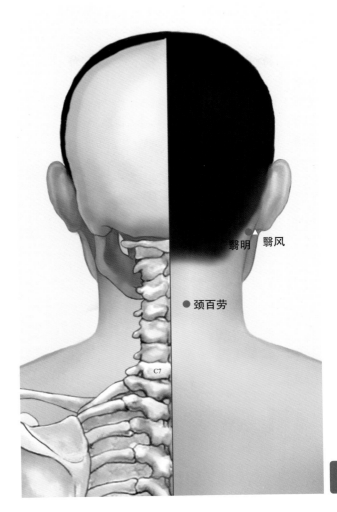

翳明　翳风

● 颈百劳

C7

二、胸腹部奇穴

子宫　Zǐgōng　EX-CA1

定位／下腹部，脐中下 4 寸，前正中线旁开 3 寸。

主治／子宫脱垂；月经不调，痛经，崩漏；不孕。

操作／直刺 0.5 ～ 1.2 寸；可灸。

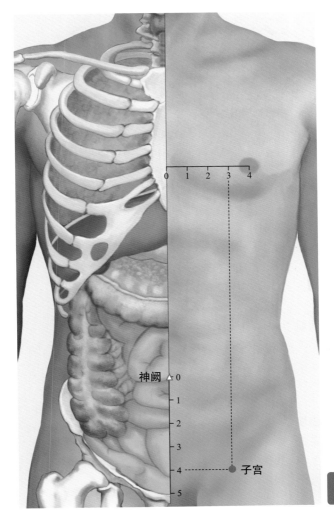

神阙

子宫

三、背部奇穴

定喘 Dìngchuǎn EX-B1
定位／背部，第七颈椎棘突下，后正中线旁开 0.5 寸。
主治／哮喘，咳嗽；颈项肩背痛，落枕。
操作／直刺或向内斜刺 0.5～1 寸；可灸。

夹脊 Jiájǐ EX-B2
定位／背腰部，第一胸椎至第五腰椎棘突下两侧，后正中
　　　线旁开 0.5 寸。一侧 17 穴，左右共 34 穴。
主治／胸 1～5 夹脊：心肺、上肢病；胸 6～12 夹脊：胃肠、
　　　脾、肝胆病；腰 1～5 夹脊：腰腹、下肢病。
操作／直刺 0.3～0.5 寸，或用梅花针叩刺；可灸。

胃脘下俞 Wèiwǎnxiàshù EX-B3
定位／背部，第八胸椎棘突下，后正中线旁开 1.5 寸。
主治／胃痛，腹痛，胸胁痛；消渴。
操作／向内斜刺 0.3～0.5 寸；可灸。

痞根 Pǐgēn EX-B4
定位／腰部，第一腰椎棘突下，后正中线旁开 3.5 寸。
主治／腹部痞块，症瘕，腰痛。
操作／直刺 0.5～1 寸；可灸。

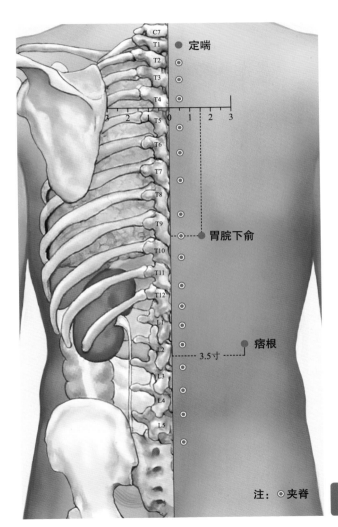

定喘

胃脘下俞

痞根

3.5寸

注：⊙夹脊

下极俞 Xiàjíshù EX-B5

定位／腰部，后正中线上，第三腰椎棘突下凹陷中。

主治／腰痛，腹痛，腹泻，小便不利，遗尿，下肢酸痛。

操作／直刺 0.5 ～ 1 寸；可灸。

腰宜 Yāoyí EX-B6

定位／腰部，第四腰椎棘突下，后正中线旁开 3 寸。

主治／腰痛，崩漏。

操作／直刺 0.8 ～ 1.2 寸；可灸。

腰眼 Yāoyǎn EX-B7

定位／腰部，第四腰椎棘突下，后正中线旁开约 3.5 寸。

主治／腰痛；月经不调，带下；虚劳。

操作／直刺 0.5 ～ 1 寸；可灸。

十七椎 Shíqīzhuī EX-B8

定位／腰部，后正中线上，第五腰椎棘突下凹陷中。

主治／腰腿痛；崩漏，月经不调；小便不利。

操作／直刺 0.5 ～ 1 寸；可灸。

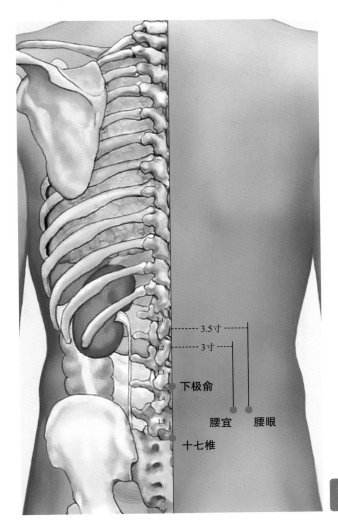

L1

- - - 3.5寸 - - - -

L2

- - - 3寸 - - - -

L3

下极俞

L4

腰宜　　腰眼

L5

十七椎

四、上肢部奇穴

肘尖 Zhǒujiān EX-UE1
定位／肘后部，屈肘，尺骨鹰嘴的尖端。
主治／瘰疬；痈疽；疔疮。
操作／宜灸。

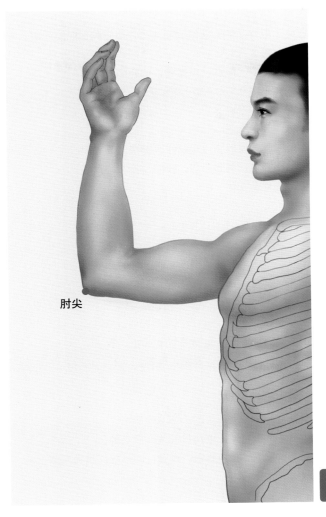

肘尖

二白　Èrbái　EX-UE2

定位／前臂掌侧，腕横纹上 4 寸，桡侧腕屈肌腱两侧。一
　　　　臂 2 穴。

主治／痔疮，脱肛；前臂痛，胸胁痛。

操作／直刺 0.5 ～ 0.8 寸；可灸。

中泉　Zhōngquán　EX-UE3

定位／腕背横纹中，指总伸肌腱桡侧凹陷中。

主治／心痛，胸胁疼痛；咳嗽，咳血；胃痛。

操作／直刺 0.3 ～ 0.5 寸；可灸。

中魁　Zhōngkuí　EX-UE4

定位／中指背侧，近侧指间关节中点处。

主治／呕吐，食欲不振，呃逆；牙痛，鼻衄。

操作／宜灸。

大骨空　Dàgǔkōng　EX-UE5

定位／拇指背侧，指间关节中点处。

主治／目痛，目翳，鼻衄；吐泻。

操作／宜灸，禁针。

小骨空　Xiǎogǔkōng　EX-UE6

定位／小指背侧，近侧指间关节中点处。

主治／目赤肿痛，目翳；耳聋，咽喉痛；指关节痛。

操作／宜灸。

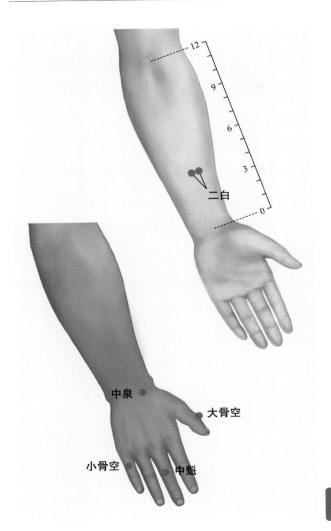

二白

中泉　　大骨空

小骨空　　中魁

腰痛点 Yāotòngdiǎn EX-UE7

定位／手背侧，第二、三掌骨及第四、五掌骨之间，腕横
　　　纹与掌指关节中点处。一侧 2 穴。

主治／急性腰扭伤。

操作／直刺 0.5 ～ 0.8 寸；可灸。

外劳宫 Wàiláogōng EX-UE8

定位／手背侧，第二、三掌骨间，掌指关节后约 0.5 寸（指
　　　寸）凹陷中。

主治／落枕，颈项强痛，手指麻木、屈伸不利；脐风。

操作／直刺 0.4 ～ 0.8 寸；可灸。

八邪 Bāxié EX-UE9

定位／手背侧，第一至第五指间，指蹼缘后方赤白肉际处。
　　　一侧 4 穴。

主治／手背肿痛，手指麻木；烦热，目痛；毒蛇咬伤。

操作／微握拳，向掌骨间斜刺 0.5 ～ 0.8 寸，或点刺出血。

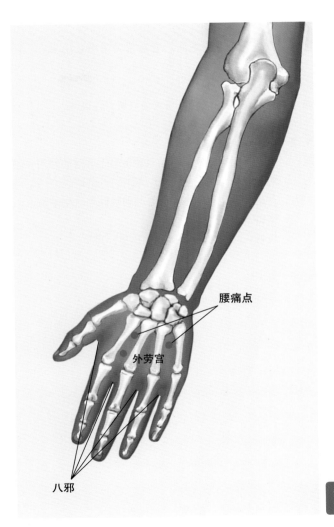

腰痛点

外劳宫

八邪

四缝 Sìfèng EX-UE10

定位／第二至第五指掌面，近端指关节横纹中央。一侧
　　　4 穴。

主治／疳积；百日咳。

操作／点刺 0.1 ～ 0.2 寸，挤出少许黄白色黏液。

十宣 Shíxuān EX-UE11

定位／手十指尖端，距指甲游离缘 0.1 寸（指寸）。一侧
　　　5 穴。

主治／昏迷；癫痫；高热，中暑；咽喉肿痛，指端麻木、
　　　疼痛。

操作／浅刺 0.1 ～ 0.2 寸，或点刺出血；可灸。

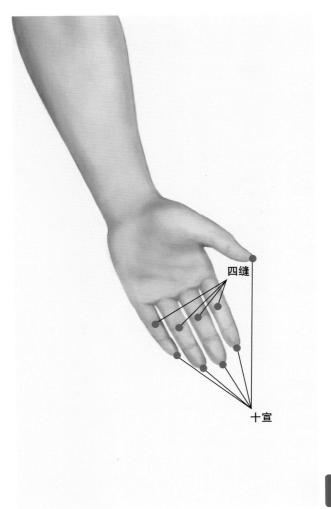

四缝

十宣

五、下肢部奇穴

髋骨 Kuāngǔ EX-LE1
定位／大腿前面下部，梁丘（ST34）旁各 1.5 寸。一肢 2 穴。
主治／鹤膝风，下肢痿痹。
操作／直刺 1.5 ～ 2 寸；可灸。

鹤顶 Hèdǐng EX-LE2
定位／膝上部，髌底中点上方凹陷中。
主治／膝痛，足胫无力。
操作／直刺或斜刺 0.3 ～ 0.5 寸；可灸。

百虫窝 Bǎichóngwō EX-LE3
定位／大腿内侧，髌底内侧端上 3 寸。
主治／虫积；皮肤瘙痒、风疹、湿疹、疮疡等。
操作／直刺 0.5 ～ 1.2 寸；可灸。

内膝眼 Nèixīyǎn EX-LE4
定位／屈膝，髌韧带内侧凹陷处的中央。
主治／膝痛，腿痛。
操作／向膝中斜刺 0.5 ～ 1 寸；可灸。

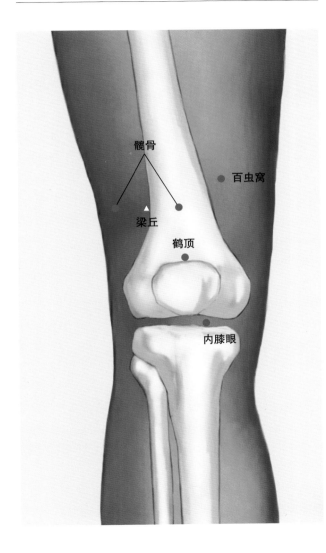

髌骨

梁丘

百虫窝

鹤顶

内膝眼

胆囊　Dǎnnáng　EX-LE6

定位／小腿外侧，腓骨小头直下 2 寸。

主治／胆囊炎，胆石症，胆道蛔虫症；下肢痿痹。

操作／直刺 0.8 ～ 1.2 寸；可灸。

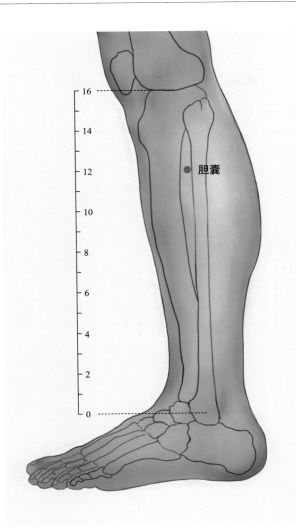

胆囊

阑尾 Lánwěi EX-LE7

定位／小腿外侧，髌韧带外侧凹陷下 5 寸，胫骨前嵴外一横指（中指）。

主治／阑尾炎；消化不良；下肢痿痹。

操作／直刺 0.5 ～ 1.5 寸；可灸。

内踝尖 Nèihuáijiān EX-LE8

定位／足内侧，内踝最高点。

主治／牙痛，乳蛾；小儿不语；霍乱，转筋。

操作／直刺 0.1 ～ 0.2 寸，或点刺出血；可灸。

外踝尖 Wàihuáijiān EX-LE9

定位／足外侧，外踝最高点。

主治／脚趾拘急，踝关节肿痛；脚气；牙痛。

操作／直刺 0.2 ～ 0.3 寸，或点刺出血；可灸。

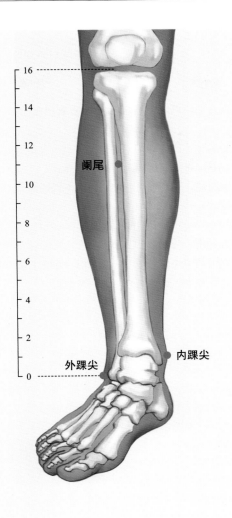

阑尾

外踝尖　　内踝尖

八风　Bāfēng　EX-LE10

定位／足背，第一至第五趾间，趾蹼缘后方赤白肉际处。
　　　一侧 4 穴。

主治／足跗肿痛，趾痛；毒蛇咬伤；脚气。

操作／向足底斜刺 0.5 ～ 0.8 寸，或点刺出血；可灸。

独阴　Dúyīn　EX-LE11

定位／足第二趾跖侧远端趾间关节中点。

主治／胸胁痛，卒心痛；呕吐；月经不调，疝气。

操作／直刺 0.1 ～ 0.2 寸；可灸。

气端　Qìduān　EX-LE12

定位／足十趾中央，距趾甲游离缘0.1寸(指寸)。一侧 5 穴。

主治／足趾麻木，足背红肿疼痛；卒中。

操作／直刺 0.1 ～ 0.2 寸；可灸。

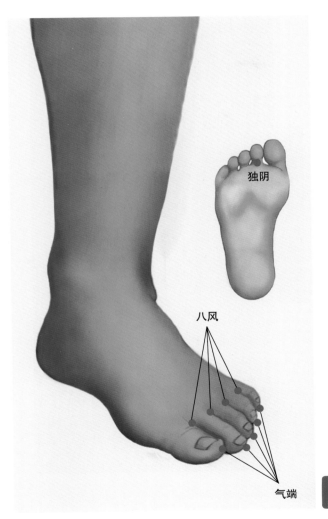

独阴

八风

气端

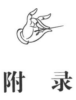

附　录

一、经脉分寸歌

手太阴肺经

一手太阴是肺经，臂内挴侧上下行。
中府乳上数三肋，云门锁骨下窝寻。
二穴相差隔一肋，距胸中线六寸平。
天府腋下三寸取，侠白府下一寸擒。
尺泽肘中肌腱外，孔最腕上七寸凭。
列缺交叉食指尽，经渠寸口动脉动。
太渊掌后横纹上，鱼际大鱼骨边中。
少商穴在大指内，去指甲角韭叶明。

手阳明大肠经

二手阳明属大肠，臂前外侧须审量。
商阳食指内侧取，二间握拳节前方。
三间握拳节后取，合谷虎口歧骨当。
阳溪腕上两筋内，偏历腕上三寸量。
温溜腕后上五寸，池前四寸下廉乡。
池下三寸上廉穴，三里池下二寸长。
曲池屈肘纹头尽，肘髎肱骨外廉旁。
池上三寸寻五里，臂臑三角肌下方。
肩髎肩髃举臂取，巨骨肩尖骨陷藏。
天鼎扶下一寸取，扶突鼎上结喉旁。
禾髎水沟旁半寸，鼻旁五分是迎香。

足阳明胃经

三足阳明是胃经，起于头面向下行。

承泣眼眶边缘上，四白就在眶下孔。

巨髎鼻旁直瞳子，地仓吻旁四分灵。

大迎颔前寸三陷，颊车咬肌高处迎。

下关张口骨支起，头维四五旁神庭。

人迎结喉旁寸五，水突迎下肌前凭。

肌间气舍平天突，缺盆锁骨凹陷中。

气户锁下一肋上，相去中线四寸平。

库房屋翳膺窗接，都隔一肋乳中停。

乳根乳下一肋处，胸部诸穴要记清。

不容巨阙旁二寸，其下承满与梁门。

关门太乙滑肉门，天枢脐旁二寸平。

外陵大巨水道穴，归来气冲曲骨邻。

诸穴都相隔一寸，俱距中线二寸程。

髀关髂下对承扶，伏兔膝上六寸中。

阴市膝上三寸取，梁丘膝上二寸程。

膝外下陷是犊鼻，膝下三寸三里迎。

膝下六寸上巨虚，膝下八寸条口行。

再下一寸下巨虚，条外一指是丰隆。

解溪跗上系鞋处，冲阳跗上动脉凭。

陷骨节后陷中取，次中趾缝寻内庭。

厉兑次趾外甲角，四十五穴须记清。

足太阴脾经

四是脾经足太阴，由足到腹下上循。
隐白大趾内甲角，大都节前陷中寻。
太白节后白肉际，节后一寸是公孙。
商丘内踝前下找，踝上三寸三阴交。
踝上六寸漏谷是，陵下三寸地机朝。
膝内辅下阴陵泉，血海股内肌头间。
箕门髌底冲门连，髌上三分之二见。
冲门腹沟动脉外，冲上斜七府舍连。
府上三寸是腹结，脐旁四寸大横穴。
腹哀建里旁四寸，中庭旁六食窦全。
天溪胸乡周荣上，都隔一肋陷中间。
大包腋下方六寸，腋中线下六肋间。

手少阴心经

五是心经小指边，极泉腋窝动脉牵。
青灵髁上三寸寻，少海肘后横纹尖。
灵道掌后一寸半，通里腕后一寸间。
阴郄去腕五分是，神门豌豆骨内缘。
少府小指本节后，少冲小指内侧边。

手太阳小肠经

六小肠经手太阳，臂外后缘尺侧详。
少泽小指外甲角，前谷泽后节前方。
后溪握拳节后取，腕骨腕前骨陷当。

阳谷三角骨下取，养老转手髁空藏。
支正腕后上五寸，小海二骨之中央。
肩贞纹头上一寸，臑俞贞上骨下方。
天宗冈中下一寸，秉风冈上一寸量。
曲垣胛冈内上缘，陶道旁三外俞章。
大椎旁二中俞穴，天窗扶突后肌旁。
天容耳下曲颊后，颧髎颧骨下廉乡。
听宫之穴归何处，耳小瓣前陷中央。

足太阳膀胱经

七足太阳膀胱经，内眦上外是睛明。
眉头陷中攒竹取，眉冲直上傍神庭。
曲差庭旁一寸半，五处直后上星平。
承光通天络却穴，后行俱是寸半程。
玉枕脑户旁寸三，入发二五枕骨凭。
天柱项后大筋外，再下脊旁寸半循。
第一大杼二风门，三椎肺俞四厥阴。
心五督六膈俞七，九肝十胆仔细寻。
十一脾俞十二胃，十三三焦十四肾。
气海十五大十六，七八关元小肠存。
十九膀胱廿中膂，廿一椎旁白环生。
上次中下四髎穴，骶骨两旁骨陷中。
尾骨之旁会阳穴，第二侧线再细呈。
以下夹脊开三寸，二三附分魄户当。
四椎膏肓神堂五，六譩譆七膈关藏。
第九魂门阳纲十，十一意舍二胃仓。

十三肓门四志室，十九胞肓廿一秩。
承扶臀下横纹取，殷门股后肌中央。
委阳腘窝沿外侧，浮郄委阳一寸上。
委中膝腘纹中处，纹下二寸寻合阳。
承筋合下腓肠中，承山腨下分肉藏。
飞扬外踝上七寸，跗阳踝上三寸量。
昆仑外踝骨后陷，仆参跟下骨陷方。
踝下五分申脉是，踝前骹陷金门乡。
大骨外侧寻京骨，四趾本节束骨良。
通谷节前陷中好，至阳小趾爪甲巧。
六十七穴分三段，头背下肢次第找。

足少阴肾经

八足少阴肾经属，后内侧线足走腹。
足心凹陷是涌泉，舟骨之下取然谷。
太溪内踝后陷中，大钟溪泉稍后主。
水泉太溪下一寸，照海踝下四分住。
复溜溪上二寸取，交信溜前胫骨后。
溪上五寸寻筑宾，膝内两筋取阴谷。
从腹中线开半寸，横骨平取曲骨沿。
大赫气穴并四满，中注肓俞平脐现。
商曲又凭下脘取，石关阴都通谷言。
幽门适当巨阙侧，诸穴相距一寸连。
再从中线开二寸，穴穴均在肋隙间。
步廊却近中庭穴，神封灵墟神藏兼。
彧中俞府平璇玑，都隔一肋仔细研。

手厥阴心包经

九心包络手厥阴，上肢内侧正中行。
天池乳后旁一寸，天泉腋下二寸循。
曲泽腱内横纹上，郄门去腕五寸寻。
间使腕后方三寸，内关掌后二寸停。
掌后纹中大陵穴，两条肌腱标准明。
劳宫屈指掌心取，中指末端是中冲。

手少阳三焦经

十手少阳属三焦，上外中线头侧绕。
关冲无名指甲外，液门握拳指缝讨。
中渚液门上一寸，阳池腕背有陷凹。
腕后二寸取外关，支沟腕后三寸安。
会宗沟外横一寸，三阳络在四寸间。
肘前五寸寻四渎，肘后一寸天井见。
肘后二寸清泠渊，消泺渊臑正中间。
臑会三角肌后下，肩髎肩峰后下陷。
天髎肩井后寸陷，天牖天容肌后前。
乳突颌角取翳风，乳突前下瘈脉现。
乳突前上颅息取，折耳耳尖角孙连。
耳门屏上切迹前，和髎耳根前指宽。
欲知丝竹空何在，眼眶外缘眉梢陷。

足少阳胆经

十一胆经足少阳，从头走足行身旁。

外眦五分瞳子髎，听会耳前珠陷详。
上关下关上一寸，以下五穴细推商。
头维胃经连颔厌，悬颅悬厘在下方。
曲鬓角孙前一指，头维曲鬓串一行。
五穴间隔均相等，率谷入发寸半量。
天冲率后斜五分，浮白率后一寸乡。
头窍阴穴乳突上，完骨乳突后下方。
本神神庭三寸旁，阳白眉上一寸量。
入发五分头临泣，庭维之间取之良。
目窗正营及承灵，相距寸和寸半量。
脑空脑户旁二寸，粗隆上缘外两旁。
风池耳后发际陷，颅底筋外有陷凹。
肩井大椎肩峰间，渊腋腋下三肋间。
辄筋腋前横一寸，日月乳下三肋现。
京门十二肋骨端，带脉腋下平脐看。
五枢髂前上棘间，略下五分维道见。
居髎前棘转子取，环跳髀枢陷中间。
风市垂手中指尽，其下二寸中渎陈。
阳关阳陵上三寸，腓头前下阳陵泉。
外丘阳交骨前后，外踝尖上七寸云。
光明踝五阳辅四，踝上三寸悬钟寻。
踝前陷下丘墟闻，临泣四趾本节扪。
侠溪穴与地五会，跖趾关节前后寻。
四趾外端足窍阴，四十四穴仔细吟。

足厥阴肝经

十二肝经足厥阴，下肢内前八寸分。
大敦大趾爪甲外，行间大次趾缝寻。
太冲本节之后取，踝前一寸取中封。
踝上五寸蠡沟穴，中都踝上七寸擒。
膝关阴陵后上一，曲泉屈膝尽横纹。
阴包膝上四寸取，五里气冲下三寸。
阴廉下二动脉中，急脉阴旁二五分。
十一肋端章门是，乳下二肋寻期门。

督脉

十三督脉行脊梁，尾间骨端是长强。
二十一椎为腰俞，十六阳关平髋量。
命门十四三悬枢，十一椎下脊中藏。
中枢十椎九筋缩，七椎之下乃至阳。
六是灵台五神道，三椎之下身柱藏。
陶道一椎之下取，大椎就在一椎上。
哑门入发五分处，风府一寸宛中当。
府上寸半寻脑户，强间户上寸半量。
后顶再上一寸半，百会七寸顶中央。
前顶囟会俱寸五，上星入发一寸量。
神庭五分入发际，素髎鼻尖准头乡。
水沟鼻唇沟上取，兑端唇上尖端藏。
龈交上齿龈缝里，经行背头居中行。
新加印堂二十九，取穴就在眉中央。

任脉

十四任脉走腹胸，直线上行居正中。
会阴两阴中间取，曲骨耻骨联合从。
中极关元石门穴，每穴相距一寸均。
气海脐下一寸半，脐下一寸阴交明。
肚脐中央名神阙，脐上诸穴一寸匀。
水分下脘与建里，中脘上脘巨阙行。
鸠尾歧骨下一寸，中庭膻下寸六凭。
膻中正在两乳间，玉堂紫宫华盖重。
相距一肋璇玑穴，胸骨上缘天突通。
廉泉颌下绕喉上，承浆唇下宛宛中。

冲脉

冲脉分寸同少阴，起于横骨至幽门。
上行每穴皆一寸，穴开中行各五分。

带脉

带脉部分足少阳，季肋寸八是其乡。
由带三寸五枢穴，过章五三维道当。

阳跷脉

阳跷脉起足太阳，申脉外踝五分藏。
仆参后绕跟骨下，跗阳外踝三寸乡。
居髎临骨上陷取，肩髃一穴肩尖当。
肩上上行名巨骨，肩胛之上臑俞坊。

口吻旁四地仓位，鼻旁八分巨髎疆。
目下七分是承泣，目内眦出睛明昂。

阴跷脉

阴跷脉起足少阴，足内踝前然谷寻。
踝下一寸照海焰，踝上二寸交信真。
目内眦外宛中取，睛明一穴甚明分。

阳维脉

阳维脉起足太阳，外踝一寸金门藏。
踝上七寸阳交位，肩后胛上臑俞当。
天髎穴在缺盆上，肩上陷中肩井乡。
本神入发四分许，眉上一寸阳白详。
入发五分临泣穴，上行一寸正营场。
枕骨之下脑空位，风池耳后陷中藏。
项后入发哑门穴，入发一寸风府疆。

阴维脉

阴维脉起足少阴，内踝之后寻筑宾。
少腹之下称府舍，大横平脐是穴名。
此穴去中三寸半，行至乳下腹哀明。
期门直乳二肋缝，天突结喉下一寸。

二、特定穴简介及记忆歌诀

1. 五输穴 十二正经在四肢肘、膝关节以下各有 5 个重要腧穴，分别为井穴、荥穴、输穴、经穴、合穴，合称"五输穴"。《黄帝内经·灵枢·九针十二原》曰："所出为井，所流为荥，所注为输，所行为经，所入为合。"五输穴是常用要穴，为古今医家所重视。如井穴可用于治疗神志昏迷；荥穴可用于治疗热病；输穴可用于治疗关节痛；经穴可用于治疗喘咳；合穴可用于治疗六腑病症等。

五输穴

经脉	井穴	荥穴	输穴	经穴	合穴
手太阴肺经	少商	鱼际	太渊	经渠	尺泽
手厥阴心包经	中冲	劳宫	大陵	间使	曲泽
手少阴心经	少冲	少府	神门	灵道	少海
手阳明大肠经	商阳	二间	三间	阳溪	曲池
手少阳三焦经	关冲	液门	中渚	支沟	天井
手太阳小肠经	少泽	前谷	后溪	阳谷	小海
足太阴脾经	隐白	大都	太白	商丘	阴陵泉
足厥阴肝经	大敦	行间	太冲	中封	曲泉
足少阴肾经	涌泉	然谷	太溪	复溜	阴谷
足阳明胃经	厉兑	内庭	陷谷	解溪	足三里
足少阳胆经	足窍阴	侠溪	足临泣	阳辅	阳陵泉
足太阳膀胱经	至阴	足通谷	束骨	昆仑	委中

五输穴歌（合原穴）

少商鱼际与太渊，经渠尺泽肺相连。
大肠商阳二三间，合谷阳溪曲池牵。
胃经厉兑庭谷随，冲阳解溪足三里。
脾经隐白大都连，太白商丘阴陵泉。
心经少冲少府临，神门灵道少海寻。
小肠少泽前后溪，腕骨阳谷小海依。
膀胱至阴通谷从，束骨京骨昆委中。
肾经涌泉然谷宜，太溪复溜阴谷毕。
心包中冲劳宫乐，大陵间使连曲泽。
三焦关冲与液门，中渚阳池沟天寻。
胆经窍阴侠溪行，临泣丘墟辅阳陵。
肝经大敦与行间，太冲中封与曲泉。

2. 原穴　十二经脉在腕、踝关节附近各有一个重要腧穴，是脏腑原气经过和留止的部位，称"原穴"。

十二原穴

经脉	原穴	经脉	原穴
手太阴肺经	太渊	手阳明大肠经	合谷
手厥阴心包经	大陵	手少阳三焦经	阳池
手少阴心经	神门	手太阳小肠经	腕骨
足太阴脾经	太白	足阳明胃经	冲阳
足厥阴肝经	太冲	足少阳胆经	丘墟
足少阴肾经	太溪	足太阳膀胱经	京骨

十二经原穴歌

穴有十二原，都在四肢中。
胆原丘墟穴，肝原号太冲，
小肠原腕骨，脾经太白容，
心原神门过，胃经冲阳通，
膀胱原京骨，肺经太渊逢，
大肠原合谷，肾原太溪从，
三焦阳池伴，心包大陵同。

3.十五络穴 十五络脉从经脉分出处各有一腧穴，称"络穴"。"络"有联络、散布之义。十二经脉的络穴位于四肢肘、膝关节以下；任脉络穴鸠尾位于上腹部；督脉络穴长强位于尾骶部；脾之大络大包穴位于胸胁部。

十五络穴

经脉	络穴	经脉	络穴
手太阴肺经	列缺	手阳明大肠经	偏历
手厥阴心包经	内关	手少阳三焦经	外关
手少阴心经	通里	手太阳小肠经	支正
足太阴脾经	公孙	足阳明胃经	丰隆
足厥阴肝经	蠡沟	足少阳胆经	光明
足少阴肾经	大钟	足太阳膀胱经	飞扬
任脉	鸠尾	督脉	长强
脾之大络	大包		

十五络穴歌

列缺偏历肺大肠，通里支正心小乡。
心包内关三焦外，公孙丰隆脾胃详。
胆络光明肝蠡沟，大钟肾络膀飞扬。
脾有大络名大包，任络鸠尾督长强。

4.背俞穴 脏腑经气输注于背腰部的腧穴，称"背俞穴"。背俞穴位于背腰部足太阳膀胱经的第一侧线上，大体依脏腑位置的高低上下排列，分别冠以脏腑之名，共十二穴。

十二背俞穴

脏腑	背俞穴	脏腑	背俞穴
肺	肺俞	大肠	大肠俞
心包	厥阴俞	三焦	三焦俞
心	心俞	小肠	小肠俞
脾	脾俞	胃	胃俞
肝	肝俞	胆	胆俞
肾	肾俞	膀胱	膀胱俞

十二背俞穴歌

胸三肺俞四厥阴，心五肝九胆十临。
十一脾俞十二胃，腰一三焦腰二肾。
腰四骶一大小肠，膀胱骶二椎外寻。

5. 募穴 脏腑经气结聚于胸腹部的腧穴，称"募穴"。六脏六腑各有一募穴，共十二募穴。六腑病症多取募穴治疗，如胃病取中脘、大肠病取天枢、膀胱病取中极等。

十二募穴

脏腑	募穴	脏腑	募穴
肺	中府	大肠	天枢
心包	膻中	三焦	石门
心	巨阙	小肠	关元
脾	章门	胃	中脘
肝	期门	胆	日月
肾	京门	膀胱	中极

十二募穴歌

大肠天枢肺中府，小肠关元心巨阙，
膀胱中极肾京门，肝募期门胆日月，
胃募中脘脾章门，三焦募在石门穴，
膻中穴是包络募，从阴引阳是妙诀。

6. 八会穴 脏、腑、气、血、筋、脉、骨、髓等精气所会聚的腧穴，称"八会穴"。八会穴与其所属的八种脏器组织的生理功能有着密切的关系。在治疗方面，凡与此八者有关的病症均可选用相关的八会穴来治疗。

八会穴

八会	穴名	经属
脏会	章门	脾经募穴
腑会	中脘	胃经募穴
气会	膻中	心包经募穴
血会	膈俞	膀胱经穴
筋会	阳陵泉	胆经合穴
脉会	太渊	肺经输穴
骨会	大杼	膀胱经穴
髓会	悬钟	胆经穴

八会穴歌

脏会章门腑中脘，骨会大杼脉太渊，

气会膻中血膈俞，髓悬钟筋阳陵泉。

7.郄穴　郄穴是各经经气深聚的地方，大多分布在四肢肘、膝关节以下。十二经脉各有一个郄穴，阴阳跷脉及阴阳维脉也各有一个郄穴，合为十六郄穴。

十六郄穴

经脉	郄穴	经脉	郄穴
手太阴肺经	孔最	手阳明大肠经	温溜
手厥阴心包经	郄门	手少阳三焦经	会宗
手少阴心经	阴郄	手太阳小肠经	养老
足太阴脾经	地机	足阳明胃经	梁丘

续表

经脉	郄穴	经脉	郄穴
足厥阴肝经	中都	足少阳胆经	外丘
足少阴肾经	水泉	足太阳膀胱经	金门
阴维脉	筑宾	阳维脉	阳交
阴跷脉	交信	阳跷脉	跗阳

十六郄穴歌

郄是孔隙义，气血深藏聚，病症反应点，临床能救急。
阳维郄阳交，阴维筑宾居，阳跷走跗阳，阴跷交信毕。
肺郄孔最大温溜，脾郄地机胃梁丘；
心郄阴郄小养老，胱金门肾水泉求；
心包郄门焦会宗，肝郄中都胆外丘。

8. 下合穴 又称"六腑下合穴"，即"胃合于三里，大肠合于巨虚上廉，小肠合入于巨虚下廉，三焦合入于委阳，膀胱合入于委中央，胆合入于阳陵泉"。三焦、小肠、大肠三经在上肢已有合穴，而以上六穴都在下肢，为了区别，故称"下合穴"。下合穴是治疗六腑病症的主要穴位。

下合穴

六腑	下合穴	六腑	下合穴
小肠	下巨虚	膀胱	委中
大肠	上巨虚	胃	足三里
三焦	委阳	胆	阳陵泉

下合穴歌

胃经下合三里乡，上下巨虚大小肠。

膀胱当合委中穴，三焦下合属委阳。

胆经下合阳陵泉，腑病用之效必彰。

9. **八脉交会穴** 奇经八脉与十二正经脉气相通的 8 个腧穴，称"八脉交会穴"。八脉交会穴均分布在四肢肘、膝关节以下。此八穴既能治奇经病症，又能治正经病症。

八脉交会穴

穴位名	连通奇经	所属正经
公孙	冲脉	足太阴脾经
内关	阴维	手厥阴心包经
足临泣	带脉	足少阳胆经
外关	阳维	手少阳三焦经
后溪	督脉	手太阳小肠经
申脉	阳跷	足太阳膀胱经
列缺	任脉	手太阴肺经
照海	阴跷	足少阴肾经

八脉交会穴歌

公孙冲脉胃心胸，内关阴维下总同。

临泣胆经连带脉，阳维目锐外关逢。

后溪督脉内眦颈，申脉阳跷络亦通。

列缺任脉行肺系，阴跷照海膈喉咙。

三、部分病症快速选穴

病症		选穴
外感头痛		百会、太阳、风池、列缺、合谷、外关
内伤头痛	实证:	百会、太阳、头维、风池、外关、合谷、太冲
	虚证:	百会、太阳、风池、足三里、太冲
三叉神经痛		攒竹、阳白、四白、下关、地仓、合谷、风池
落枕		阿是穴、肩井、外劳宫、后溪、悬钟
颈椎病		风池、颈部夹脊、天柱、大杼、肩井、后溪、合谷、外关
肩周炎		肩髃、肩髎、肩贞、阿是穴
网球肘		阿是穴、曲池、肘髎、手三里、合谷
腰痛		腰眼、阿是穴、大肠俞、委中
坐骨神经痛		大肠俞、腰部夹脊穴、环跳、承扶、承山、委中、阳陵泉、悬钟、丘墟
眩晕	实证:	风池、百会、内关、太冲
	虚证:	风池、百会、肝俞、肾俞、足三里、太溪

续表

病症	选穴
面瘫	攒竹、鱼腰、阳白、四白、颧髎、颊车、地仓、合谷、太冲
重症肌无力	上肢：肩髃、曲池、合谷、足三里、颈胸部夹脊穴 下肢：髀关、伏兔、足三里、阴陵泉、三阴交、腰部夹脊穴
失眠	照海、申脉、神门、印堂、四神聪、心俞
老年痴呆	印堂、四神聪、百会、风府、神庭、上星、风池、太溪、悬钟、合谷、太冲
心悸	内关、郄门、神门、厥阴俞、巨阙、心俞、膻中
感冒	列缺、合谷、外关、大椎、太阳、风池
咳嗽	外感咳嗽：列缺、尺泽、太渊、合谷、肺俞 内伤咳嗽：太渊、孔最、三阴交、中府、肺俞、脾俞、肾俞
哮喘	实证：列缺、尺泽、膏肓、脾俞、肾俞、膻中、定喘、足三里 虚证：肺俞、膏肓、太溪、然谷、鱼际、定喘、太渊、太溪、定喘、足三里
肺结核	尺泽、肺俞、膏肓、太溪、然谷、足三里
呕吐	内关、足三里、中脘
胃痛	足三里、内关、中脘、公孙

续表

病症		选穴
腹痛		足三里、中脘、天枢、三阴交、太冲
泄泻	急性泄泻	天枢、上巨虚、阴陵泉、足三里
	慢性泄泻	神阙、天枢、足三里、上巨虚
痢疾		天枢、下脘、关元、上巨虚、曲池、足三里
便秘		天枢、支沟、水道、归来、丰隆、上巨虚
排尿困难	实证	秩边、阴陵泉、三阴交、中极、膀胱俞
	虚证	秩边、关元、脾俞、三焦俞、肾俞
阳痿		关元、三阴交、肾俞
遗精		关元、三阴交、志室
糖尿病		胃脘下俞、肺俞、脾俞、肾俞、三阴交、太溪
月经不调	经早	关元、三阴交、血海
	经迟	关元、三阴交、归来
	经乱	关元、三阴交、归来、肝俞、太冲

续表

病症	选穴
痛经	实证：三阴交、关元、次髎
	虚证：三阴交、足三里、关元
闭经	实证：关元、三阴交、归来
	虚证：关元、足三里、归来、肾俞、三阴交
功能性子宫出血	实证：关元、三阴交、足三里、隐白
	虚证：关元、三阴交、足三里、肾俞
阴道炎	带脉、中极、白环俞、阴陵泉
不孕	实证：肝俞、丰隆、归来、子宫、三阴交
	虚证：关元、气海、肾俞、归来、子宫、三阴交
产后缺乳	乳根、膻中、少泽、足三里
子宫脱垂	百会、关元、气海、维道、子宫、三阴交
遗尿	关元、中极、膀胱俞、百会、三阴交
小儿脑瘫	百会、四神聪、悬钟、足三里、合谷、大椎、风府、身柱
小儿多动症	百会、印堂、风池、太冲、合谷、神门

续表

病症	选穴
荨麻疹	曲池、合谷、血海、膈俞、委中、足三里
腮腺炎	角孙、翳风、颊车、外关、合谷、足三里
急性乳腺炎	足三里、梁丘、期门、内关、肩井、阿是穴
乳腺增生	乳根、人迎、膻中、期门、足三里、内关
阑尾炎	阑尾、天枢、上巨虚、阿是穴
脱肛	百会、长强、大肠俞、承山
痔疮	承山、次髎、二白、长强
疝气	关元、大敦、三阴交
扭伤	腰部扭伤：阿是穴、肾俞、腰痛点、委中 踝部扭伤：阿是穴、申脉、丘墟、解溪 膝部扭伤：阿是穴、内膝眼、犊鼻、膝阳关、梁丘 肩部扭伤：阿是穴、肩髃、肩髎、肩贞 肘部扭伤：阿是穴、曲池、小海、天井 腕部扭伤：阿是穴、阳溪、阳池、阳谷 髋部扭伤：阿是穴、环跳、秩边、承扶

续表

病症	透穴
神经性皮炎	阿是穴、合谷、曲池、血海、膈俞、三阴交
急性结膜炎	合谷、太冲、风池、睛明、太阳、耳尖、内迎香
睑腺炎	太阳、鱼腰、耳尖、风池
近视	承泣、睛明、瞳子髎、阳白、四白、太阳、风池、翳明、光明
耳聋、耳鸣	实证：翳风、听会、风池、听宫、足临泣、中渚 虚证：太溪、照海、听宫、肾俞、风池
鼻炎	迎香、印堂、风池、上星、通天、列缺、合谷
牙痛	合谷、颊车、下关、内庭
急性扁桃体炎	实热证：少商、合谷、尺泽、关冲 阴虚证：太溪、列缺、照海、鱼际
晕厥	水沟、中冲、涌泉、足三里
虚脱	素髎、水沟、内关
高热	大椎、十二井*、十宣、曲池、外关、合谷
心绞痛	内关、阴郄、膻中

续表

病症	选穴
急性胆囊炎	胆囊、阳陵泉、胆俞、肝俞、日月、期门
肾绞痛	肾俞、京门、三焦俞、关元、阴陵泉、三阴交
咯血	列缺、尺泽、肺俞、鱼际、孔最、中府
吐血	足三里、公孙、膈俞、内关
衄血	孔最、合谷、迎香、上星
便血	长强、承山、大肠俞、脾俞、次髎
尿血	中极、肾俞、膀胱俞、血海、阴陵泉、三阴交
肥胖	曲池、中脘、天枢、阴陵泉、三阴交、丰隆、太冲

* 十二井：十二经脉的井穴，包括少商、商阳、厉兑、隐白、少冲、少泽、至阴、涌泉、中冲、关冲、足窍阴、大敦。

穴位拼音索引

随/记